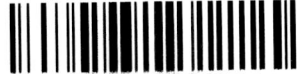

Praktisches Handbuch

der Veterinärhomöopathie

Vom Heilen unserer Tierischen Begleiter

Aus dem Inneren heraus

Wendy Thacher Jensen, DVM

BLACK ROSE
writing

Dieses Buch ist nicht für Tierhalter zur Behandlung ihrer eigenen Tiere gedacht. Der
Autor und Herausgeber kann nicht für eine unsachgemäß verabreichte Behandlung
verantwortlich gemacht werden. Dieses Buch soll dem Halter Kenntnisse vermitteln. Ein
gut informierter Halter erhöht die Wahrscheinlichkeit eines positiven Resultates bei der
Zusammenarbeit mit seinem Veterinärhomöopathen erheblich.

ISBN: 978-1-68433-676-0
VERÖFFENTLICHT VON BLACK ROSE WRITING
www.blackrosewriting.com
Gedruckt in den Vereinigten Staaten von Amerika
Unverbindliche Preisempfehlung DEM 32.95

*Practical Handbook of Veterinary Homeopathy / Praktisches Handbuch der
Veterinärhomöopathie* gedruckt in Garamond Premier Pro.
Ein besonderer Dank geht an Margaret Jensen für das Titelbild und die Graphiken im
Buch.

Übersetzung
Joana Vogler und Marion Sampl

Danksagung

Großer Dank gebührt meinem Lehrer, Dr. Richard Pitcairn, der mich auf den einzig wahren Pfad geführt hat, und Nicola Henriques, der mich dort hielt. Dank geht auch an Dr. Christina Chambreau, die meine Augen als Erste den Wundern der Homöopathie gegenüber öffnete. An Doris Eder geht ein breites Lächeln, denn sie gab mir den Mut, weiterzuschreiben. Meine größte Wertschätzung aber gilt den besonderen Tierhaltern, deren Worte die Seiten hier füllen und deren Tiere meine Lehrmeister waren. Zuletzt widme ich dieses Buch Edward, der mich an all die anderen Tiere erinnert, deren Leben mit Homöopathie verbessert werden konnte.

Praktisches Handbuch

der Veterinärhomöopathie

Inhaltsverzeichnis

Einleitung

Dieses Buch ist für unsere Tiere geschrieben, die darauf vertrauen, dass wir ihnen Sicherheit bieten. Um sie gesund zu halten, wenden wir uns der modernen Medizin zu, aber diese ist schlecht ausgerüstet, um chronische Krankheiten sowohl bei unseren Tieren als auch bei uns zu behandeln. Wir werden abhängig davon, Medikamente für jede Form von Beschwerde zu nehmen, jedes Mal aufs Neue. Es gibt einen anderen Weg. Was, wenn wir als Tierliebende unseren Fokus von den individuellen Symptomen weg und zum Gewahrsein des Tieres als Ganzes und der ihnen innewohnenden Fähigkeit zu Heilung lenken? Dann wären wir auf einem guten Weg, das Leben unserer geliebten Gefährten um einiges besser zu machen.

Wie werden unsere Tiere krank? Was beeinflusst all diese Reaktionen, die die Bakterien einladen, die den Viren erlaubt, sich zu replizieren, die die Zellen kanzerös oder die schadhaften Gene aktiv werden lassen, so dass Krankheit entsteht? Es gibt einen verbindenden Faktor, der dies alles zusammenführt, oder einen Piloten, wenn man es so ausdrücken wollte, einen leitenden Direktor in jedem individuellen Tier oder jeder Person. Dieses Etwas durchflutet jeden Körper, jedes Organ, jede Zelle, jeden genetischen Strang. Es leitet den Fluss des Lebens und der Heilung. Das ist die Lebenskraft, unsere vitale Energie, unser *Wesen*, wie es in den alten Büchern genannt wird. Wenn wir krank werden, dann ist unser *Wesen* zuerst erkrankt. Wenn wir heute Fieber bekommen, dann war unser *Wesen* schon längere Zeit vorher gestört. Wenn sich unsere Leber entzündet, so passiert dies nur, nachdem unsere Lebenskraft den Einfluss von Krankheit schon lange vorher gefühlt hat. Krebs erscheint nur, nachdem die energetische Unausgeglichenheit unseren gesamten Körper schon gründlich durchdrungen hat. Man kann den Knoten sehen, aber man sieht nicht, dass der ganze Patient erkrankt ist.

Erinnern Sie sich an die Geschichte, in der vier blinde Menschen unterschiedliche Teile eines Elefanten berühren und jeder eine völlig unterschiedliche Erfahrung macht und mitteilt? Der Schwanz, der Rüssel, das Bein, das Ohr, jedes Teil für sich lässt auf ein gänzlich anderes Tier schließen. Es gab einen Zeitpunkt, als ich entschied, einen Schritt rückwärts zu machen und erkannte, dass das in der Veterinärschule Gelernte sich zur Medizin ebenso verhielt, wie der Schwanz zum Elefanten. Der Schock ging tief. Ich wollte meine Augen öffnen und das Ganze betrachten. Aber um dies tun zu können, musste ich alles, was ich gelernt hatte, neu bewerten und es in eine neue Sprache übersetzen. Es hat mich einige Zeit gekostet, aber die Arbeit war den Aufwand wert. Ich lernte, dass ich, wenn ich Krankheit auf Ebene der Lebenskraft bekämpfe, einen Kampf kämpfe, der tatsächlich gewonnen werden kann. Wenn ich aber weiter an den Randbereichen arbeitete, jedes Symptom einzeln behandele, so als ob es den alleinigen Grund für das Unwohlsein meines Patienten darstellte, so wäre ich zum Scheitern verdammt oder würde im besten Fall einen unbehaglichen und nur vorrübergehenden Waffenstillstand erreichen. Ich war der Komikcharakter, der den Boden wischt, gleich neben einer mysteriösen schwarzen Kiste, die gezeitenartig Wellen von Wasser ergießt. Wenn ich nur schnell genug wischte, gelangen Momente, in denen der Boden trocken wurde, nur um kurz danach wieder den Wischmopp aufnehmen zu müssen, ihn auszuwringen und von neuem zu beginnen. Jetzt habe ich einen besseren Weg gefunden. Teilen Sie meine Reise mit mir, lesen Sie dieses Buch und finden Sie heraus, wie man die schwarze Kiste öffnet und den Hahn darin zudreht.

Also was behandelt Leiden auf Ebene der Lebenskraft? Was heilt Krankheit an ihrem Ursprung? Welche Medizin kann das *Wesen* behandeln, auf energetischer Ebene, wo Leiden und Heilung gleicherweise beginnen? Um dies zu beantworten, werde ich zuerst meine Geschichte weiter erzählen. Nachdem ich die Veterinärpraxis verlassen hatte, die mich in den ersten Jahren beherbergt hatte, wurde ich eine Tierärztin für Hausbesuche. Glücklich mit meiner Selbständigkeit, doch immer noch dieselben Werkzeuge benutzend, Antibiotika, Prednison und Hormone. Meine Patienten kehrten kränker als zuvor zu mir zurück, vielleicht befreit von ihren vorausgegangenen Übeln, nun aber mit schwereren Krankheiten belastet, die ich nicht mehr heilen konnte, wie Schilddrüsenüberfunktion, Nierenversagen oder Krebs. Was ging schief?

Zuerst ging ich schlicht davon aus, dass es an meinen Klienten liegen musste. Ich hatte sie nicht ausreichend angeleitet. Sie verstanden nicht, wie sie sich um ihre Tiere zuhause zu kümmern hatten. Ich arbeitete also hart daran, dass alle meine Behandlungshinweise eingehalten wurden. Ich drehte jeden Stein um. Gab es ein Handout, schickte ich dieses. Gab es keine geschriebenen Informationen, schrieb ich diese selbst. Ich sprach mit jedem über die richtige Diät, Training, Umgebungsbedingungen und gute Zuchtpraktiken, bis ich ausgeredet hatte und es nichts mehr zu sagen gab. Nichts veränderte sich. Meine Patienten kamen weiterhin krank zurück. Ich entschied, dass es an meinen Behandlungskonzept liegen musste. Ich versuchte, Leiden zu behandeln, die über meine Fähigkeiten als Allgemeinärztin hinausgingen. So begann ich, die Klienten an Spezialisten zu verweisen, in der Hoffnung auf gesündere Patienten, doch nein, die Resultate waren nicht ermutigend. Meine Patienten kehrten zu mir mit Säcken voller Salben und Pillen, detaillierten Beschreibungen und Diagnosen, welche ihre Krankheiten beschrieben, zurück, zusammen mit ihren immer noch unbehandelten Krankheiten. Geregelt, ja, aber immer noch unaufhaltsam fortschreitend bis zum bitteren Ende. Wen konnte ich wohl noch verantwortlich machen? Mich selbst? Meine Ausbildung konnte es nicht sein, denn ich hatte eine der besten Schulen des Staates besucht. Ich brütete weiter und staunte.

Dann wurde ich eines Tages zu einem Vortag über Veterinärhomöopathie eingeladen. Ich war mäßig interessiert, ein wenig neugierig, aber in keiner Weise auf die Erfahrung vorbereitet, die nun folgte. Was war das über eine vitale Lebenskraft? Und von dem Beginn von Krankheit auf einer energetischen Ebene, die erst danach auf die funktionale Ebene fortschreitet, von dort zur Pathologie? Als jeder dieser Punkte klar wurde, fügten sich die einzelnen Teile zusammen. Es machte Sinn! Ein Weg zu praktizieren, der direkt das Herz der Materie traf. Ich empfand solche Freude! Wenn ich erlernte, das Ungleichgewicht in dieser sogenannten Lebenskraft zu behandeln, dann würde ich die Krankheit schnell, sanft und anhaltend heilen können. Ich würde endlich meinen Traum vom wahren Heilen verwirklichen. Ich fuhr also fort, weitere tiefgehende Vorträge zu besuchen und ich schaute nicht zurück. Ich hatte gefunden, was in all den Jahren meiner Ausbildung gefehlt hatte: eine kohärente und in sich schlüssige Philosophie der Medizin.

Es mag Samen der Zweifel in Ihnen geben, Gründe, weswegen Sie dieses Buch zur Hand genommen haben. Bemerken Sie einzigartige Dinge an Tieren und Menschen, die sie von anderen unterscheiden? Wundern Sie sich, warum Ihre Freunde und Familienmitglieder über den Lauf der Jahre nur weitere Verschreibungen ansammeln, und niemals echte Befreiung erlangen? Mögen Sie Ihren Tierarzt, wundern sich aber darüber, dass das gleiche Problem immer und immer wieder zurückkehrt? Haben Sie Personen getroffen, die es vermeiden, zum Arzt zu gehen? Warum sollten diese das tun? Weil sie nicht mit den Resultaten zufrieden sind. Homöopathie kann weit mehr für Ihr Tier tun als die Behandlung der Symptome, und Sie sind Schlüssel zum bestmöglichen Ergebnis. Denn Ihre Beobachtungen und die Kenntnis Ihres Tieres sind es, die bei der Behandlung zum Erfolg des Homöopathen führen.

· · ·

Als Studentin ging ich mit den Hunden der veterinären Klinik Gassi. Da ich auch die Zwinger saubermachte, war es natürlich günstiger, wenn meine anvertrauten Vierbeiner ihr Geschäft draußen erledigten. Ich ermutigte dies. Während dieser Zeit begann ich zu verstehen, dass jeder Patient einzigartig ist. Die Art, wie sie mich begrüßten, wie sie an der Leine gingen, wie sie ihre Umgebung untersuchten, wie sie ihren Platz für ihr Geschäft aussuchten, wie ihr Körper sich dabei bewegte und was sie danach taten. Manche von ihnen waren glücklich, unabhängig davon, wie krank sie waren, fröhlich leckten sie meine Hände und schnüffelten an jeder Blume. Manche waren missgelaunt, wollten lieber fressen, bevor sie spazierten oder entspannten sich nur, wenn ich sie vorsichtig an einer ganz bestimmten Stelle kraulte, bevor wir zur Tür hinausspazierten. Andere Unterschiede waren eher körperlich. Manche von ihnen hatten mit Spannungen in den Därmen während der Entleerung zu kämpfen, manche hatten Krämpfe, bevor irgendetwas abgesetzt wurde, andere danach. Für das Zwingermädchen bedeutete dies, dass sie für die Ersteren Geduld aufbringen muss, während die Letzteren auch einfach zum Zwinger zurückgetragen werden konnten. Der Kot selbst wies erstaunliche Unterschiede auf, selbst unter Patienten mit dem gleichen Diätfutter der Klinik. Unterschiedliche Farbe, Art von Geruch, Konsistenz, Größe, Menge und so weiter. Zu dieser Zeit war ich daran interessiert, die Entleerung auf dem Gras stattfinden zu lassen und nicht in meinem sauberen Zwinger. Mir war nicht bewusst, wie wichtig es für meine spätere Arbeit als Homöopathin sein würde, diese Unterschiede zu bemerken.

Ich hatte so meine Zweifel während der Ausbildung in der Veterinärschule, die ich aber schnell überging, denn was sollte ich schon wissen, als einfache Studentin? Außerdem hatte ich viel zu viel Geld für den Unterricht bezahlt, als den Professor nun in Frage zu stellen. Ein Patient, der mich mit unbeschreiblicher Traurigkeit zurückließ, war ein deutscher Schäferhund, der schwer sediert noch ein wenig Klistierflüssigkeit am Boden des Zwingers herauspresste. Ihm stand eine Koloskopie bevor. Ich fuhr damit fort, ihn zu säubern, mit dem Wunsch, mehr für ihn tun zu können, um seine Misere zu lindern. Ich fragte mich, wie wichtig die Beschauung seiner inneren Organe wohl sein könnte. Konnten wir ihm wirklich helfen, indem wir die Lage seiner Organe betrachteten? Und die mikroskopische Analyse irgendwelcher gefundenen Läsionen – ist das doch in der Essenz immer noch bloßes Anschauen. Und wenn die Zellen sich von epithelial zu kanzerös verändern, was erklärt uns das wirklich über die Krankheit? Wie war dieser Hund krank? Und wie sagt uns das etwas darüber, wie wir ihm wieder gesund machen können? All diese Diagnosen besagen nichts darüber, in welcher Form der ganze Patient krank ist. Ich wunderte mich über diese Dinge von Beginn an, nicht wissend, dass ich damit einer wichtigen Wahrheit näher kam. Jahre später würde ich lernen, dass wir die Krankheit an sich nicht sehen können, sondern nur die Pathologie, die den Abschluss der Krankheit darstellt. Das Herausschneiden allen Krebses aus dem Patienten hebt die Krankheit nicht vom Patienten hinweg. Leiden beginnt lange bevor die ersten Krebszellen wachsen und Leiden ist immer noch präsent, nachdem alle Krebszellen entfernt wurden.

Wenn dies Ihre Aufmerksamkeit erregt, sehen Sie dieses Buch als eine Einleitung an, einen Augenöffner. Lesen Sie es, als wären sie bereit, einen neuen Weg einzuschlagen, zur Heilung Ihrer Tiere. Lernen Sie, die Augen und Ohren Ihres Tierhomöopathen zu sein. Nicht jeder Patient, der zur Homöopathie kommt, wird geheilt, auch weil viele derartig beschädigt von der jahrelangen Behandlung mit konventionellen Medikamenten sind. Manchmal ist Erleichterung in Richtung eines ruhigen Friedens vor dem Ende das Einzige, was der Homöopath tun kann. Aber viele können gerettet werden. Mit unserer neuentdeckten Vision, unserem gewonnenen Verständnis, können wir jedem Patienten genau zuhören und ihm erlauben, unsere Aktionen zu leiten. Ich bekämpfe nicht länger die Symptome meiner Patienten, damit es ihnen besser geht (während ich damit die Krankheit tiefer nach innen dränge). Ich spreche nun die Sprache der Lebenskraft und benutze die Symptome als Leitlinie. Es ist eine Partnerschaft, die mit Zeit und Erfahrung besser wird, und ich möchte sie mit Ihnen teilen. Ich möchte, dass Sie verstehen, wie es aussieht, wenn Medizin auf eine logische, kohärente Weise angewandt wird, mit übergeordneten Prinzipien, die jeden Schritt leiten. Die Lebenskraft reagiert auf Krankheit in definierter, wahrnehmbarer und voraussagbarer Weise. Wenn all die modernen Veterinärmediziner, Mediziner und Tierhalter die Philosophie hinter der homöopathischen Medizin verstünden, hätten wir ein machtvolles Werkzeug zur Heilung. Ich kann nun meinen Patienten helfen, auf einer tieferen Ebene zu heilen, indem ich die Lebenskraft direkt anspreche. Ich erfahre eine Partnerschaft, die ich mir zu Zeiten meiner ersten Erfahrungen nur vorstellen konnte. Heute lebe ich sie in Wahrheit. Aber ich benötige die Hilfe meiner Klienten, Klienten wie Ihnen, um mein Bestes zu tun.

In diesem Buch werde ich durchgängig aus dem wichtigsten Text für homöopathische Philosophie zitieren, dem *Organon der Medizin* von Samuel Hahnemann, neben anderen Quellen. Dieses Buch wurde im späten 18. Jahrhundert von einem Mediziner geschrieben, der seine medizinische Tätigkeit niedergelegt hatte, nachdem er von der Gewalt und den weniger-als-heilenden Resultaten zunehmend entmutigt war. Während er einen Text übersetzte, der die Heilung von Malaria mit Cinchona, dem Chinarindenbaum, oder Chinin behandelte, befand Dr. Hahnemann, dass er dem beschriebenen Mechanismus der Kur nicht zustimmen konnte. Er nahm selbst Cinchona und beobachtete, dass sich in ihm als gesunde Person nun Symptome äußerten wie in einem Patienten mit Malaria. In der Annahme, dass eine Medizin, die Symptome in einem gesunden Menschen hervorbringen kann, dieselben Symptome auch bei einem kranken Menschen heilen kann, hatte Hahnemann das Prinzip „Ähnliches heilt Ähnliches" wieder-entdeckt. Er war nicht der erste Wissenschaftler, der dieses Phänomen beobachtete, doch er war der Erste, der es im medizinischen Raum entwickelte. Diese Prüfung, oder die Ermittlung der Aktionen einer Droge in einem gesunden Körper, war der erste Schritt in Richtung einer Medizin, die auf reiner Beobachtung basiert, statt nur auf Vermutung. Wir haben heute dank Hahnemann und seiner Nachfolger Bücher, Materia Medica genannt, die voller Prüfungen von hunderten von Substanzen sind, und wir besitzen weiterhin das Verständnis, diese Kenntnisse für das Heilen unsere Gefährten anzuwenden. Wir müssen nicht länger symptomatisch behandeln. „Von jeher suchte die alte Schule, da man sich oft nicht anders zu helfen wußte, in Krankheiten ein *einzelnes* des mehrern Symptome durch Arzneien zu bekämpfen und möglich zu unterdrücken – eine *Einseitigkeit*, welche, unter dem Namen: *symptomatische Curart*.... Ein einzelnes der gegenwärtigen Symptome ist so wenig die Krankheit selbst, als ein einzelner Fuß der Mensch selbst ist." [1]

Was bedeutet dies? Es bedeutet, dass der gesamte Patient behandelt wird, nicht nur der Tumor, die Schilddrüse oder die Nieren. Genaugenommen ist der Körper ja mit der Schilddrüse verbunden und die Medikation, die benutzt wird, um die Funktionen der Schilddrüse zu verändern, hat Auswirkungen auf den gesamten Körper. Der lebendige Körper ist *Eins* und untrennbar verbunden mit durchweg allen seinen Teilen, von der äußersten Hautschicht zu den innersten Nervenzellen. Die homöopathische Philosophie ermöglicht uns, Leiden zu behandeln und, wann immer möglich, Heilung zu erreichen für den ganzen Patienten, von der Haut bis zum Neuron.

Genießen Sie die folgenden Fälle aus meiner Praxis, ein Geschmack von Homöopathie in Aktion. (Die Namen der Patienten werden im Buch verändert wiedergegeben, um die Privatsphäre zu schützen.) Sehen Sie, wie das Tier als Ganzes betroffen ist, nicht nur ein Symptom. Bemerken Sie, wie selten die Arzneien gegeben werden, und auch, wie der ganze Patient eine Verbesserung erfährt, nicht nur die besorgniserregenden Symptome. Dann studieren Sie dieses Buch. Als homöopathisch gebildeter Leser werden Sie höchstwahrscheinlich eine Verbesserung Ihrer Erfolge in der homöopathischen Behandlung feststellen. Sie sind der Schlüssel zur Gesundheit Ihrer Tiere.

Benutzen Sie dieses Buch Ihren Bedürfnissen entsprechend. Wenn Sie dies hier lesen, um etwas über Homöopathie zu erlernen, dann werden Sie wahrscheinlich jedes Kapitel und jede Seite mit Freude studieren. Sie erlangen ein solides Grundverständnis der homöopathischen Philosophie, ebenso wird sich Ihr Verständnis der Vorgänge vertiefen, die nach der Aufnahme des Patienten stattfinden. Wenn Sie gerade erst mit der Homöopathie in Kontakt kommen und nur einen Einblick bekommen wollen, lesen Sie am besten die ersten beiden Kapitel aufmerksam und springen dann zu den illustrativen Fällen am Ende eines jeden Kapitels. Die meisten der Fälle behandeln Hunde und Katzen, da diese den Großteil meiner Praxis ausmachen. Dessen ungeachtet lässt sich die Philosophie und die Methodik auf jede Spezies anwenden, Menschen eingeschlossen. (Für mehr Informationen zu natürlicher Pferdebehandlung ist Dr. Joyce Harman eine gute Quelle mit http://harmanyequine.com/.)

Ein Pferd mit Melanom

Katrin, eine 21-jährige graue Araberstute, hatte ein billiardkugelgroßes Melanom an der Kieferbasis, diagnostiziert wurde dies mit Nadelbiopsie. Ihr Halter hatte die herkömmlichen Anti-Tumor-Behandlungen bereits an einem anderen Pferd durchführen lassen und war mit den Resultaten nicht zufrieden gewesen. Während der Periode mehrerer Monate und einiger Dosen der Arznei schrumpfte der Tumor langsam und ließ sie letztendlich tumorfrei Spaziergänge im Wald genießen.

Eine alte Katze mit Schilddrüsenüberfunktion

Yizzy, 20-jährig, bekam mehrere Medikamente wegen ihrer Schilddrüsenüberfunktion, chronischer Nierenschwäche, Asthma, Konstipation, Erbrechen oder zu geringem Appetit. Sie hatte außerdem einen Lungentumor. Nach nur zwei Dosen der homöopathischen Arznei über die nächsten acht Monate hinweg war es ihrem Halter bereits gelungen, die meisten der Medikamente abzusetzen. Sie hörte auf, sich zu erbrechen, begann, besser zu fressen und am erfreulichsten, ihr Lungentumor begann zu schrumpfen, bevor sie leider kein weiteres Follow-up mehr hatte.

Eine Katze mit entzündetem Zahnfleisch

George begann sein Leben als Streuner und als er endlich ein gutes Zuhause gefunden hatte, litt er unter fürchterlichen Zahnfleischentzündungen, Mundgeruch und einer schweren Erkältung. Homöopathie hat nicht nur seine Erkältung geheilt, sondern auch die Entzündungen völlig verschwinden lassen. Vor der Behandlung hat George niemals miaut, nun hat er seine Stimme gefunden.

Ein Hund mit Dysplasie

Mit Stan war es einfach, spazieren zu gehen, selbst als aufgedrehter, zehn Monate junger Golden Retriever. Er brachte kaum Druck auf die Leine und wedelte mit dem Schwanz, den er so weit herunterdrückte, dass er fast die Füße berührte. Seine Hüfte war schwer dysplasiert (deformiert) und ihm standen korrigierende operative Eingriffe bevor. Außerdem hatte er dicken schwarzen Ausfluss aus den Ohren. Er wurde unter der Behandlung sehr kräftig, fast mächtig. Stan braucht heute keine Hüftoperation mehr. Dieser Fall zeigt, dass selbst dann, wenn unsere Tiere mit einer genetischen Fehlveranlagung geboren werden, Homöopathie ihre Symptome lindern kann und ihnen ermöglicht, ein gesünderes Leben zu leben.

• • •

Einleitung Quellverweise

1. Hahnemann, Samuel *Organon der Heilkunst* / bearb., hrsg. und mit einem Vorw. vers. von Josef M. Schmidt. - Textkritische Ausg. der von Samuel Hahnemann für die 6. Aufl. vorges. Fassung. - Heidelberg; Haug, 1992

Wendy Thacher Jensen, D.V.M.

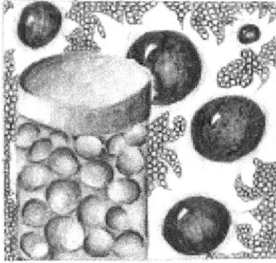

1 – Warum sollte ich Homöopathie studieren?

"Das höchste Ideal der Heilung ist schnelle, sanfte, dauerhafte Wiederherstellung der Gesundheit, oder Hebung und Vernichtung der Krankheit in ihrem ganzen Umfange auf dem kürzesten, zuverlässigsten, unnachtheiligsten Wege, nach deutlich einzusehenden Gründen."
—Hahnemann, A. 2, *Organon*

Warum studieren? Warum diesen neuen Weg der Heilung beschreiten? Studieren Sie, weil es Zeit braucht, den inneren Fokus von einem bestimmten Symptom auf die Ganzheit des Patienten zu verändern. Um unsere Tiere zu heilen, müssen wir mehr tun als Symptome behandeln. Wussten Sie, dass es nur eine organisierende Kraft im Körper gibt, die für Heilung verantwortlich ist? Wenn der Körper sich darauf einschwingt, eine Wunde zu heilen, dann ist dies dieselbe Kraft, die auch auf eine Grippe oder eine Infektion antwortet. Es gibt nur diese. Sie arbeitet als geschlossene Einheit, lenkt das Immunsystem, die neuralen Impulse, den Blutfluss und die Zellen des Körpers, mit dem Ziel, den Körper gesund zu halten. Selbst der Wille und die Gedanken werden von dieser Kraft gelenkt. Die Blase hat kein vom Ohr oder der Haut oder dem Gehirn unabhängiges Nervensystem. Die Immunzellen sind nicht auf Magen oder Augen festgelegt.

Wussten Sie, dass der Körper nicht an einer einzelnen Stelle erkrankt? Wenn die Blase entzündet ist, dann ist der ganze Körper krank. Selbst wenn Symptome nur in der Blase zum Ausdruck kommen, so ist dieser Anteil der Anatomie nicht vom restlichen Körper getrennt. Der Körper arbeitet als Ganzheit, wenn ein Teil Symptome hervorbringt, so ist der gesamte Körper krank und fehlorganisiert.

Wussten Sie, dass Symptome uns sagen, dass der Körper krank ist, die Symptome aber nicht die Krankheit selbst sind? Symptome teilen uns nur die Natur eben dieser Krankheit in eben diesem speziellen Teil des Körpers mit. Denken Sie an die Worte eines bekannten Liedes:

Rock-a-bye baby, in the tree top
When the wind blows, the cradle will rock....
(Schaukel mein Baby, im Baumwipfel
Wenn der Wind bläst, schaukelt die Wiege...)

Sind diese Worte das Lied? Welche Worte? Wiege? Zweig? Baumwipfel? Vielleicht sind alle Worte wichtig, wie – Bläst Wind Der Wenn? Oder ist die Ordnung wichtig? Wenn der Wind bläst. Ist das das Lied? Nein. Das Lied sind die Worte, in der richtigen Reihenfolge, mit dem richtigen Abstand zwischen den Worten, mit dem richtigen Rhythmus der Musik, und gesungen mit Ausdruck und Betonung auf einzelnen Silben. BA-by, nicht bab-BY, richtig? Die Symptome sind nicht mehr die Krankheit als die Worte das Lied sind.

Was ist mit den stinkenden Ohren, mit dem dicken, braunen, wachsartigem Ausfluss, samt Juckreiz. Die Krankheit ist der Rhythmus und die Melodie und der Ausdruck, *zusammen mit* den Worten.

Wussten Sie, dass wir den Patienten nicht heilen, wenn wir ein Symptom verschwinden lassen? Es ist nicht dasselbe. Ein Symptom verschwinden zu lassen verhindert lediglich, dass der Patient seine Krankheit zum Ausdruck bringen kann. Antibiotika, entzündungshemmende oder übelkeitsverhindernde Medikamente, sie alle werden gegeben, um ein bestimmtes Symptom aufhören zu lassen. Die Krankheit als Ganzes, die Unausgewogenheit, die immer noch vorherrscht, wird unsichtbar, bis ein weiteres Symptom oder eine andere Symptomatologie auftaucht. Das Lied der Krankheit spielt immer noch im Patienten.

Symptome sind die Worte des Liedes,
aber sie sind nicht das Lied an sich.

Wussten Sie, dass Symptome, die in einem Teil des Körpers ausgedrückt werden, dieselbe Krankheit ausdrücken, wie Symptome, die in einem anderen Teil erscheinen? Der schilddrüsengestörte Hund mit dem heißen Knoten hat eine Krankheit. Die Schilddrüse ist nicht verantwortlich. Ebenso wenig der heiße Knoten. Die Lebenskraft des Patienten ist krank, und sie ist eine Einheit.

Wussten Sie, dass ein kranker Körper nur eine einzige Medizin braucht, um zu heilen? Es gibt nur eine Krankheit in dem kranken Hund oder der Katze, und es braucht nur eine Arznei, um diese zu bessern. Wenn die Lebenskraft einmal zu wirken beginnt, werden alle Symptome besser. Nicht nur das Ohr oder die Schilddrüse oder die Blase, sondern alle Teile zusammen. Das ist wahre Heilung.

Wussten Sie, dass die Homöopathie die Gesundheit von Menschen über die Jahre verbessert, anstatt nur die gerade herrschende Krankheit zu heilen? Dieses Medizinsystem beugt zukünftigen Gesundheitsproblemen vor, selbst solch minder schweren Unpässlichkeiten wie einem schlechten Atem, Körpergeruch oder Katzengewölle. Und Homöopathie hat keine Nebenwirkungen. Der Körper antwortet als Einheit auf die Arznei. Es gibt keine Hierarchie zwischen Wirkung und Nebenwirkung. Die Arznei wird sorgfältig ausgesucht, so dass sie auf die ganze Krankheit passt und auch all jene Nebenwirkungen beschreiben nur etwas, die ebenfalls eine Korrektur im Patienten verdient. Heilung schreitet natürlich und vollständig voran und bezieht die Lebenskraft des Patienten gänzlich mit ein.

"Er ist ... ein Gesundheit-Erhalter, wenn er die Gesundheit störenden und Krankheit erzeugenden und unterhaltenden Dinge kennt und sie von den gesunden Menschen zu entfernen weiß."
—Hahnemann, A. 4, *Organon*

Also warum Homöopathie studieren? Befassen Sie sich mit Homöopathie, so dass Sie lernen, was es braucht, um die Lebenskraft Ihres tierischen Gefährten anzusprechen. Studieren Sie, um Ihren Tieren ein gesünderes Leben zu ermöglichen. Studieren Sie, weil unsere Haustiere uns brauchen. In nahezu 30 Jahren tierärztlicher Praxis habe ich beobachtet, dass

Tierärzte und Mediziner sich zunehmend mehr auf physiologisch aktive Dosen von Medikamenten verlassen, um die Krankheiten unserer Patienten zu kurieren. „Physiologisch aktiv" meint, dass das Medikament konzentrierte Substanzen enthält, die direkt interaktiv in die chemischen Prozesse des Körpers eingreifen. Beispielsweise senkt Insulin den Glukosespiegel, Cortison verhindert entzündliche Prozesse und Aspirin bekämpft fieberschaffende Prostaglandine (Komponenten, die der Körper produziert). Unglücklicherweise liegt dieser kurzsichtige Fokus auf individuellen Symptomen und nimmt dabei an, die Krankheit bestünde im hohen Zuckerspiegel, dem Juckreiz oder dem Fieber, und dass der Rest des Patienten, neben diesem Problem, in Ordnung sei. Die Betonung liegt hier auf einem Aspekt des kranken Patienten und nährt das Fehlverständnis, dass die Korrektur dieses Aspekts als kurativ gelten könnte. Die moderne Medizin würde also sagen, das ganze Problem bestünde in den insulinproduzierenden Zellen des Pankreas, eine Leberkrankheit meinte eine kranke Leber, der Rest des Patienten aber sei gesund. Oder, im Fall eines Juckreizes wäre die einzige richtige Behandlung Cortison, nachdem man äußerliche Faktoren wie Milben oder Ähnliches ausgeschlossen hat, um den Juckreiz zu unterdrücken. Ein juckreizfreier Hund wird als geheilt angesehen, bis eben die nächste Cortison-Injektion benötigt wird. Ebenso wird in der humanen Medizin einem Erwachsenen Aspirin verabreicht, so schnell als möglich, um das Fieber zu senken.

Symptome sind nur die sichtbare Manifestation der Krankheit.

Unser gesamter Körper setzt sich aus untereinander verbundenen chemischen Leitungsbahnen zusammen, mit Prüfstationen und Ausgleichsreglern. Verändert sich ein Blutwert oder wird eine chemische Leitbahn blockiert, wird ein Symptom künstlich mit einer Droge verändert, so sind Rückwirkungen im gesamten Körper spürbar. Wie jeder Uhrmachermeister weiß, können wir kein noch so kleines Zahnrad in der Uhr verändern, ohne den ganzen Mechanismus zu beeinflussen. Wenn wir den Glukosespiegel senken, den Juckreiz stoppen oder das Fieber senken, dann verändert sich der Körper an anderer Stelle und diese Veränderungen sind nicht immer von Vorteil. Diese Veränderungen werden oft mit dem Etikett „Nebenwirkung" versehen.

Nebenwirkungen sind die unbeabsichtigten und meist unerwünschten Reaktionen des Patienten auf eine Behandlung, die einem einzelnen Symptom zukam.

Nebenwirkungen sind die natürliche Konsequenz auf die Veränderung eines Teils in einem vielteiligen System. „Mal abgesehen von den Nebenwirkungen, was ist denn das Problem mit diesem Ansatz?", mögen Sie vielleicht fragen. Chronisch erhöhte Glukosewerte haben schwere gesundheitliche Konsequenzen, wie Katarakt, eingeschränkte Nierenfunktion und gestörter Appetit. Dementsprechend ist eine Normalisierung des Zuckerspiegels ein sinnvolles Ziel, auf den ersten Blick. Ein unter chronischem Juckreiz leidender Hund kämpft mit entzündeter, abgescheuerter Haut, Infektionen und gestörtem Schlaf. Fieber, mit den es begleitenden Gliederschmerzen und allgemeinen Schmerzen, ist auch sehr unangenehm und kann bei einem anfälligen Individuum sogar zu einem Iktus führen. Warum also das Problem nicht so angehen?

• • •

Es gibt einen besseren Weg. Wir können den Juckreiz stoppen und einen gesunden Hund haben. Wir können Entzündung abwenden, ohne das Immunsystem zu unterdrücken. Ich empfehle nicht, dass wir unsere Tiere leiden lassen. Die homöopathische Medizin wendet sich der Krankheit des Körpers in ihrer ganzheitlichen, komplexen Weise zu. Diese Medizin kehrt den Krankheitsverlauf simultan auf jeder veränderten Leitbahn um. Stellen Sie sich ein Wollknäuel vor, das von den Krallen einer Katze gefangen wurde. Sie ziehen die Kralle heraus und erhalten ein lange Schlaufe, die aus dem Zentrum gezogen wurde. Sie können die Schlaufe zurückstopfen und es sieht aus, als hätten Sie das Problem behoben, aber sie hinterlassen viele festgezogenen Stränge weiter außen. Das Wollknäuel ist nun nicht mehr dasselbe. Homöopathie kann diese festgezogenen Stränge lockern.

Eine andere Art, die Wirkweise einer Medizin, die sich nur einem Symptom widmet, zu verdeutlichen, wäre die Vorstellung, an dem Arm einer entspannt auf dem Sofa liegenden Person zu ziehen, bis der Arm ausgesteckt über dem Kissen liegt. Sie haben so stark gezogen, dass die Person ein wenig verdreht in Ihre Richtung liegt, den Kopf zur einen Seite gedreht. Nachdem Sie sich die Beschwerde anhören mussten, bestehen Sie darauf, dass Sie Ihren Freund wieder in die ursprüngliche, angenehme Lage zurückbefördern, ohne dessen Hilfe. Sie legen also seine Hand zurück in den Schoß, stoßen seinen Kopf in die Mittellage und drücken auf seine Schulter. Haben Sie seine Ausgangsposition wieder hergestellt? Wahrscheinlich nicht. Wahrscheinlich ist, dass es Muskeln in seinem Rücken gibt, die immer noch verdreht sind, für Ihre Hände unerreichbar. Hätte er auf Ihre Hilfe verzichtet und sich selbst bewegt, hätte er eine Vielzahl von Muskeln, Bändern und Sehnen in seinem ganzen Körper zum Einsatz gebracht, um sich auszurichten. Er hätte nicht jeden Muskel einzeln neu platziert oder jedem einzelnen Teil seines Körpers Beachtung geschenkt. Diese Rückkehr zum Equilibrium wäre natürlich, schnell und spontan, nahezu gedankenlos.

Stellen Sie sich eine Medizin vor, die den kranken Körper zurück zur Homöostase oder einem Zustand von gesunder Ausgeglichenheit führt; eine Medizin, die direkt zum Mittelpunkt des verwirrten Wollknäuels taucht und jeden Strang aufspürt, jeden losen Faden in seine ursprüngliche Spannung zurückversetzt. Konventionelle Drogen zum „Reparieren der Symptome" können nicht alles finden, das aus der Ordnung gefallen ist und es reparieren, ohne Verwüstung anzurichten. Aber unsere tierischen Patienten können das selbst vollbringen, wenn wir Medizin benutzen, die ihre eigene innewohnende Fähigkeit zu Heilung aktiviert.

> *"Ein einzelnes der gegenwärtigen Symptome ist so wenig die Krankheit selbst, als ein einzelner Fuß der Mensch selbst ist."*
> —Hahnemann, A. 7, *Organon*

Seit 200 Jahren behandeln homöopathische Ärzte und Veterinäre ihre Patienten auf Grundlage ALLER ihrer Symptome. Dies bedeutet, dass es keine Nebenwirkungen gibt, denn alle Wirkungen, die durch die Arzneien verursacht werden, treiben den Heilungsprozess voran. Eine Arznei deckt alle Symptome ab und die Wirkung der Arznei hilft bei der Gesamtheit der Symptome. Der Zustand eines Organismus in Krankheit, alle Symptome eingeschlossen, wird mit einem Arzneimittel in Einklang gebracht, das den gesamten Organismus dahingehend stimuliert, das natürliche Gleichgewicht wiederzufinden.

Wie wird das erreicht? Sie sind der Schlüssel. Sie sind die am besten geeignete Person, um zu lernen, die Symptome Ihres Tieres zu identifizieren und die Antwort auf die Behandlung zu bewerten. Studieren Sie dieses Buch und andere Bücher über Homöopathie, und Sie werden in der Lage sein, mit dem Homöopathen zusammenzuarbeiten, um Ihre tierischen Familienmitglieder zu einer tiefen Heilung zu führen. Die folgenden Kapitel werden mehr darüber offenbaren, wie Veterinärhomöopathen das richtige Arzneimittel für ihre Patienten entdecken. Schritt für Schritt werden Sie lernen, wie Sie Ihrem Homöopathen am besten helfen können — wie Sie ihm die notwendigen Informationen über Ihr Tier geben. Homöopathie erkennt, dass jeder Patient unterschiedlich ist, ob er nun unter einer Krankheit leidet, die dasselbe diagnostische Etikett wie bei einem anderen Tier bekommen hat oder nicht. Die eine diabetische Katze wird eine andere Arznei brauchen als eine andere diabetische Katze, und jeder Hund mit Juckreiz oder jede fiebernde Kuh braucht ebenfalls eine Arznei, die auf die einzigartige Kombination ihrer Symptome abgestimmt ist, statt die Diagnose zu treffen.

Meine Absicht ist, Sie, den Leser, mit diesem Buch zu unterrichten, so dass Sie das Ziel der wahren Heilung erkennen und die Mittel, dieses Ziel zu erreichen. Wie nehmen praktizierende Homöopathen den Fall auf? Was tun sie mit der Information, die sie erhalten? Welche Reaktionen werden Sie in Ihren tierischen Begleitern sehen? Wenn Tierhalter lernen, die Qualität der homöopathischen Medizin zu erkennen, werden sie sie von ihren Tierärzten einfordern. (Und auch von Ihren Ärzten!) Jene Gesundheitserhalter, die mit gebildeten Klienten zu tun bekommen, werden sich noch häufiger um alternative Ausbildung bemühen, und die Medizin selbst wird ihren Fokus vom Symptom der Krankheit abwenden und auf den Patienten als Ganzheit richten.

Was Veränderung bedarf, ist nicht die Zelle in der Bauchspeicheldrüse, die kein Insulin produziert, denn es ist ja der Organismus als Ganzes, der erkrankt ist. Das Tier, das nicht länger sein eigenes Insulin produzieren kann, der Patient, der mit einer multiplen allergischen Reaktion zu kämpfen hat, der fiebernde Patient, alle benötigen Medizin, die ihre innere Balance in ihrer komplexen Wirkweise wieder herstellt. Unsere Patienten brauchen Arzneien, die die Unausgeglichenheit im Ganzen anspricht, nicht nur teilweise, und Sie sind perfekt geeignet, diese Veränderung zu ermöglichen. Also lernen Sie, und genießen Sie die Reise!

• • •

Hier sind ein paar weitere Fälle aus meiner Praxis, als Appetithäppchen. Wir werden in den folgenden Kapiteln weitere Fälle genauer studieren, aber diese hier möchte ich nennen, um die wundervollen Veränderungen zu zeigen, die unter homöopathischer Behandlung möglich sind.

Ein Pferd mit Blasensteinen

Edgar, ein 14 Jahre alter Hannoveraner, kam mit wiederkehrenden Blasensteinen. Unglücklich über eine bevorstehende zweite Operation suchte der Klient Hilfe bei der Homöopathie. Nach einer einzigen Gabe der für ihn gesuchten Arznei verschwand sein golfballgroßer Stein und er konnte seine Dressurarbeit auf hohem Niveau wieder aufnehmen.

Der gereizte Pudel

Zena, eine 9 Jahre alte Pudeldame, war übermäßig empfindlich und reagierte mit Angst auf die Stimmungen ihres Halters. Sie beschütze

Spielzeug vor den anderen Familienmitgliedern und biss bei geringster Provokation. Sie mochte es nicht, nass zu werden und urinierte lieber auf den Gehsteig, als in eine Pfütze zu steigen. Ihr Körper stand immer unter Anspannung, ihre Beine steif und ihr Kopf hoch aufgereckt. Sie hatte zusätzliche Herzgeräusche. Sie trank nicht viel und hatte ständig Mundgeruch. Mit Homöopathie machte sie eine volle Kehrtwende. Sie rennt nun in Pfützen, um daraus zu trinken, schwimmt in Flüssen und spielt ausgelassen mit ihren Hundefreunden. Ihre Haltung ist entspannt, die Herzgeräusche haben sich verbessert und sie braucht nicht länger jährliche Zahnsäuberungen. Anstelle Gästen mit Knurren zu begegnen oder sie zu vermeiden sucht sie nun Aufmerksamkeit. Sie ist eine andere Hündin.

Die Katze mit Schilddrüsenüberfunktion

Als die dreizehn Jahre alte Tracey begann, sich schlecht zu fühlen, wurde ihr Blut abgenommen. Tracey hatte eine Schilddrüsenüberfunktion. Sie war reizbar, schlief nicht mehr und verlor Gewicht. Außerdem hatte sie seit vier Jahren ein drei Millimeter großes rosafarbenes Gewächs auf ihrem Kopf. Nach der Arznei sind ihre Schilddrüsenwerte in den Normalbereich gesunken, sie gewann ihr Gewicht zurück, ihr Verhalten verbesserte sich und das Gewächs verkrümelte zu Staub.

Der lahme Hund

Princess, eine Labrador Retriever, wurde zu mir gebracht als sie 9 Jahre alt war und nicht länger ihrem geliebten Ball hinterher rennen konnte. Sie hatte Schmerzen im Rücken und schwarzen Ausfluss aus den Ohren. Mit der homöopathischen Behandlung konnte sie ihren Ball bald wieder jagen und auch ihre Ohren gesundeten.

Chronischer Durchfall eines Hundes

Charlotte war eine kleine Boston-Terrier-Mischung mit so starkem Durchfall, dass es ihr Wachstum beeinträchtigte. Eine Veränderung ihrer Diät machte die Dinge nur schlimmer. Homöopathie heilte ihren Durchfall und sie ist nun kräftig und muskulär gut definiert.

Wendy Thacher Jensen, D.V.M.

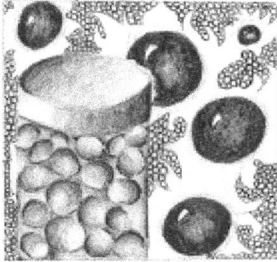

2 – Was heilt Homöopathie?

Was ist Gesundheit?

Beim Zurückgewinnen der Gesundheit ist Homöopathie der Katalysator des Körpers

Homöopathie ist ein System von Medizin, das die körpereigenen, intrinsischen Bemühungen, sich selbst zu heilen, unterstützt und Ihre tierischen Begleiter so zurück in den Zustand von Gesundheit versetzt. Wenn einer meiner Fälle (nach Stunden des Studierens) mit Homöopathie behandelt wird, so beginnt sich das Blatt zu wenden und Dinge werden gut. Klienten sagen normalerweise: „Ich denke, sie hat einfach entschieden, dass es ihr besser gehen soll!" Dann weiß ich, dass ich meine Arbeit gut gemacht habe, denn die homöopathische Heilung kommt direkt aus dem Patienten, und nicht aus der Arznei. Homöopathie behandelt auf Ebene der Energie. Wir alle werden von Energie bewegt, motiviert und geleitet. Und auch Krankheit beginnt dort.

Es gibt eine Kindergeschichte, die von einer Wette zwischen der Sonne und dem Wind handelt. Beide wollen den Mantel eines alten Mannes wegnehmen, der auf einer Straße wandert. (Der Mantel repräsentiert die Krankheit des Mannes.) Der Wind sagt: „Ich werde den Mantel einfach wegblasen." Aber der Mann hält nur noch stärker in seinem Mantel fest. Nun ist die Sonne am Zuge. Sie strahlt brennend herunter und natürlich nimmt der Mann sofort seinen Mantel ab. Krankheit auf Ebene der Lebenskraft zu behandeln ist so, wie dem Mann einen guten Grund zu liefern, den Mantel abzunehmen. Homöopathie nimmt die körpereigene Heilkraft in Anspruch und das Resultat ist eine sanfte, natürliche Rückkehr zur Ganzheit.

Was genau ist dieser Zustand von Ganzheit? Gesundheit. Es ist ein wohliger Zustand von Sein, frei von Druck und Zug, die den Selbstausdruck des Tieres beschränken würden. Es ist ein natürlicher Zustand, der krankheitsbedingenden Faktoren wie Bakterien und Viren widersteht, eine robuste Basis, die unseren Tieren ermöglicht, stark zu sein, selbst unter nicht ganz idealen Bedingungen. Wenn Gesundheit herrscht, sind unsere Begleiter befreit ganz sie selbst. Die meisten von uns, und auch die meisten unserer Tiere, leben nicht fortwährend in diesem Zustand von Gesundheit. Das macht es sehr schwer, sich diesen Zustand wahrhafter Gesundheit gänzlich vorzustellen. Die meisten Menschen denken an Gesundheit in einer Form, die beschreibt, was NICHT da sein sollte, anstelle von was DA sein sollte. Beispielsweise meint Gesundheit für viele von uns die Abwesenheit von Schmerz, oder die Abwesenheit von Angst oder Traurigkeit. Oder die Abwesenheit physischer Schwierigkeiten wie Arthritis oder Kopfschmerz, Diabetes oder Gewichtsprobleme.

Echte Gesundheit ist weit mehr als der Mangel an Symptomen.

Ein Körper, wenn frei von Krankheit, ist stark und vital, fähig und willig zur Aktivität und ohne Schmerz. Das Verdauungssystem arbeitet gut, hat Appetit auf gesunde Nahrung und hält das Idealgewicht ganz natürlich, ohne Diät. Die Sinne funktionieren gut und liefern verlässliche Informationen über die Umgebung. Die Haut ist rein und widerstandsfähig gegenüber Einwirkungen der Umgebung, wie veränderte Temperatur und Feuchtigkeit. Das Haar oder Fell wächst gut und ist glänzend und voll. Die Atmungsorgane sind widerstandsfähig gegenüber gewöhnlichen Viren und Bakterien und reagieren nicht auf Allergene. Der Körper ist fruchtbar und fähig zur Reproduktion. Die Knochen sind stark, bis ins hohe Alter, ohne Medikamentierung. Der Schlaf kommt einfach und erneuert den Körper und Geist während der Nacht. Die gesunde Person ist in der Lage, sich für längere Zeit zu konzentrieren, frei, sich zu entspannen und zu spielen, soziale Kontakte zu pflegen, zu träumen und Schönheit zu erschaffen. Unsere Emotionen fließen ungehindert, erlauben den nötigen Gefühlen sich über den Tag hinweg frei auszudrücken, weder verletzend, noch schmerzhaft.

Lässt Sie das innehalten? Es sollte. Je mehr sie Homöopathie verstehen, umso mehr lässt dies die Erkenntnis reifen, dass die Wenigsten von uns wirklich gesund sind. Wir brauchen ein besseres System der Medizin. Homöopathie hat das großartige Potential, viele von uns und unsere Tiere auf den Pfad wahrer Heilung zu führen.

Was ist Krankheit?

Krankheit ist zuallererst eine energetische Verzerrung.

Sie können sich nun das Ziel vorstellen. Der nächste Schritt ist das Erlangen eines Verständnisses dessen, was zu heilen ist. Da die Symptome nicht die Krankheit selbst darstellen, müssen wir tiefer schauen. Krankheit ist die Unausgeglichenheit oder Verzerrung der Energie des Körpers. Wenn die Energie des Körpers direkt behandelt wird, verschwinden Symptome von selbst. Ein Fieber verschwindet ohne Tylenol. Blutzuckerspiegel normalisieren sich ohne Insulin.

Der Körper ist verbunden über Knochen, Blutgefäße, Nerven, Muskeln, Lymphbahnen, subkutanes Gewebe und Haut. Die verschiedenen Körpersysteme arbeiten übereinstimmend zusammen, Verdauung verlangsamt sich während körperlicher Anstrengung, Pupillen erweitern sich, wenn der Geist voller Angst ist und der Blutdruck steigt, wenn der Patient sich ärgerlich fühlt. Körper und Geist antworten als Einheit auf jede Situation, sei es eine physische Herausforderung oder eine emotionale Situation. Der Körper und der Geist unserer Tiere reagiert gemeinsam auf die unterschiedlichen Arten von Wetter, sozialer Situationen oder mentaler Stimulationen, wie beim Erlernen einer neuen Fähigkeit. Sowohl wir als auch unsere Tiere sind unfähig, die Reaktion auf einem bestimmten Körperteil zu beschränken.

Dasselbe passiert bei Krankheit. Wenn der Körper krank wird, selbst wenn sich die sichtbaren Manifestationen auf ein bestimmtes Areal begrenzen, ist der ganze Körper krank. Es ist die Energie der Lebenskraft, die Hilfe benötigt, nicht der Körper oder die Symptome. Erinnern sie sich an den deutschen Schäferhund aus der Einleitung dieses Buches, dem eine

Koloskopie bevorstand? Er ist immer noch krank, selbst wenn seine Tumore gefunden und entfernt worden sind, jeder Einzige von ihnen. Seine Krankheit beschränkt sich nicht auf die veränderten Zellen. Sein Körper ist durchweg krank. Das, was kuriert werden muss, ist energetischer Art und bezieht den ganzen Körper mit ein, nicht nur die abnormen Zellen.

Krankheit beginnt und verbleibt auf der energetischen Ebene.

Wir und unsere Tiere brauchen Hilfe in Form einer Medizin, die unsere energetische Unausgewogenheit behandelt. Um zu verstehen, wie homöopathische Medizin Krankheit kuriert, lassen sie uns die Natur von Krankheit und deren Entstehen näher betrachten.

. . .

Nehmen Sie einmal an, Sie spüren eine Krankheit im Anflug. Sie haben bisher keine Symptome, wissen aber, dass da etwas kommt. Sie fühlen sich nicht ganz Sie selbst. Dies mag bei ihrer Katze oder ihrem Hund schwer wahrnehmbar sein—sie wählen vielleicht nur einen anderen Schlafplatz oder haben einen anderen Ausdruck im Gesicht, wie ein hündischer Patient von mir, der dann seine Brauen furchte. Zu diesem Zeitpunkt befindet sich die Krankheit auf der energetischen Ebene. Dort ist die Wurzel von Krankheit. Keine Krankheit kann im Körper existieren, ohne vorher die energetische Ebene durchdrungen zu haben. Der erste Zusammenstoß mit der Lebenskraft ist unsichtbar, unertastbar und unmessbar. (Wir werden akute Krankheiten in Kürze separat behandeln, da sie einen speziellen Fall darstellen.) Zu diesem Zeitpunkt gibt es keine Symptome. Nichts zu sehen! Trotzdem ist der Körper krank. Dann kommt die Veränderung in der Empfindung.

. . .

Energetische Ebene → Veränderung der Empfindung

. . .

Nun wissen sie definitiv, das etwas mit ihrem Gefährten nicht stimmt, da er müde und abgeschlagen ist. Empfindungen sind in unseren tierischen Begleitern schwer auszumachen, aber es ist nicht unmöglich. Sie mögen vielleicht ihren Hund streicheln, wie sie es immer tun, wenn sie nach Hause kommen, doch plötzlich jault er und zuckt davor zurück. Oder der freudvolle Spaziergang, der normalerweise eine Stunde dauert, wird verkürzt, weil er die Füße nachzieht, sich niedersetzt und sich nicht mehr bewegen mag. Sie wissen, dass etwas nicht stimmt. Gestern noch schien alles in den gewohnten Bahnen zu verlaufen, mit den üblichen täglichen Variationen. Aber heute ist es anders und Sie können es sehen. Ihr Gefährte ist immer noch auf energetischer Ebene krank, aber nun ist die Krankheit auf die Ebene der Empfindung fortgeschritten. Noch gibt es keine messbaren Symptome, aber er ist krank. Dies ist der Moment, wo sie ihre Katze oder ihren Hund zu ihrem Tierarzt bringen und nach einer Diagnose fragen. Die dritte Ebene der Störung ist eine Veränderung der Funktion.

. . .

Energetische Ebene → Veränderung der Empfindung → Funktionelle Veränderung

. . .

Wenn Krankheit nicht behandelt wird, sobald sie die energetische Ebene oder die Ebene der Empfindung erreicht, schreitet sie fort zu dem, was unsere traditionelle Medizin Krankheit nennen würde. Das ist die funktionelle Ebene von Krankheit. Funktionelle Störungen folgen und sie sind übereinstimmend mit der Störung auf energetischer oder Empfindungsebene. Es gibt messbare Veränderungen, so wie Fieber, Nasenausfluss, Durchfall und Erbrechen, Hautausschläge oder

Gelenksentzündungen. Dies sind die Versuche der Lebenskraft, das Gleichgewicht wieder herzustellen. Wenn sie die Blutwerte untersuchen, finden Sie diese wahrscheinlich abnormal verändert. Die Krankheit, die auf energetischer Ebene begann, hat nun die Zellen im Blut Ihres tierischen Gefährten beeinträchtigt, vielleicht ebenso wie die Temperatur und es kommt eventuell zu Absonderungen. Die Verdauung arbeitet nicht weiter normal, und die Atemwege sind verstopft, so dass der Sauerstoffaustausch beeinträchtigt ist oder Husten auftaucht. Die Veränderungen, die durch die Krankheit entstanden sind, sind greifbar und konkret. Zuletzt schreitet die Krankheit nun auf die Ebene der Pathologie fort.

. . .

Energetische Ebene → Veränderung der Empfindung → Funktionelle Veränderungen → Pathologie

. . .

Wenn die Behandlung nicht erfolgreich war, kommt es zu Veränderungen des Gewebes. Der Körper ist über einfache Entzündung und funktionelle Veränderungen hinaus und das Zellwachstum, so wie die Zellorganisation, werden abnormal. Die Organarchitektur hat sich verändert. Die Haut oder die Blasenwand haben sich verdickt, der Herzmuskel ist erweitert. Ein Tumor mag vielleicht gewachsen sein und die Krankheit mag in diesem Zustand als unheilbar gelten. Dies beschreibt das Endstadium einer unbehandelten Krankheit, die Jahre gebraucht hat, um sich zu entwickeln. Homöopathie kann in diesem Zustand helfen, aber der Patient ist viel schwerer zu behandeln und die Endresultate mögen weniger zufriedenstellend sein.

Von energetischen Veränderungen zu Empfindungsveränderungen zu Veränderungen in der Funktion zu greifbaren und sichtbaren pathologischen Manifestationen, so zeigt sich der Fortschritt der Krankheit. Jeder Fall von chronischer Krankheit, ohne Ausnahme, entwickelt sich entlang dieses Pfades. Je früher die Krankheit behandelt wird, umso einfacher ist es, sie zu kurieren. Homöopathie behandelt auf energetischer Ebene, an der Wurzel von Krankheit.

"...was die Krankheiten erwiesenermaßen nicht *sind, und* nicht sein können*, nicht mechanische oder chemische Veränderungen der materiellen Körpersubstanz ... sondern bloß geistartige, dynamische Verstimmung des Lebens."* —Hahnemann, A. 31, *Organon*

Akute Krankheiten

Diese Art von Krankheit wird durch äußerliche Einflüsse verursacht, wie beispielsweise ein Trauma oder eine Vergiftung oder einen virulenten, infektiösen Organismus. Die Progression von der energetischen Ebene zur Ebene der Empfindung und zur funktionalen Ebene verläuft rapide, meist innerhalb von Sekunden (bei Formen von Trauma), bis hin zu Stunden (Temperaturveränderungen). Homöopathie ist sehr hilfreich bei akuten Krankheiten, die Antwort erfolgt schneller als bei traditionellen Medikamenten. Da dieses Buch sich hauptsächlich der Behandlung von chronischen Krankheiten widmet, ziehen Sie bitte entsprechenden Kapitel anderer Quellen zu Rate, in denen Homöopathie in Akutfällen oder Erste-Hilfe-Situationen besprochen werden. Während eines Notfalls warten Sie nicht damit, ihr Tier in die Klinik zu bringen. Sie mögen sich sicher sein, das passende Arzneimittel zur Hand zu haben, doch geben sie dieses *während sie auf dem Weg* in die Notaufnahme sind.

Chronische Krankheiten

Der Körper kann chronische Krankheiten ohne Hilfe nicht heilen.

Die O'Reilly Edition von Hahnemanns *Organon* definiert chronische Krankheiten als „...sind es solche Krankheiten, welche bei kleinen, oft unbemerkten Anfängen, den lebenden Organism, (jede auf ihre eigne Weise), dynamisch verstimmen..." [1] Diese unbemerkten Anfänge sind Krankheit auf Ebene der Energie und Empfindung. Der Körper kann chronische Krankheiten ohne Hilfe nicht heilen — er kann die Schäden nur mildern, indem er deren Einflussbereich im Körper beschränkt. Beispielsweise kann ein Patient die schwersten Symptome auf seine Gelenke beschränken und dabei pathologische Veränderungen in der Leber oder den Nieren vermeiden. Andere Patienten mögen ihre chronische Krankheit vor allem auf der Haut zum Ausdruck bringen, mit Entzündungsherden oder Ohrinfektionen. Die chronische Krankheit bleibt für die Lebenszeit des Tieres bestehen, außer die Behandlung richtet sich auf die darunterliegende energetische Unausgeglichenheit, die der Krankheit erlaubt, zu gedeihen. Der Körper allein ist unfähig, sich ohne Hilfe des energetischen Ungleichgewichts zu entledigen.

Wie kann eine Krankheit jahrelang bestehen bleiben? Der Grund dafür ist, dass ihr Beginn sehr subtil und praktisch unbemerkt von der Lebenskraft bleibt. Wie Hannemann schreibt, „[Chronische Krankheiten]... sind solche Krankheiten, welche bei kleinen, oft unbemerkten Anfängen, den lebenden Organismus, jede auf ihre eigne Weise, dynamisch verstimmen und ihn allmählich so vom gesunden Zustande entfernen, daß die, zur Erhaltung der Gesundheit bestimmte, automatische Lebens-Energie, Lebenskraft (Lebensprincip) genannt, ihnen beim Anfange, wie bei ihrem Fortgange, nur unvollkommenen, unzweckmäßigen, unnützen Widerstand entgegensetzen, sie aber, durch eigne Kraft, nicht in sich selbst auslöschen kann, sondern unmächtig dieselbe fortwuchern und sich selbst immer innormaler umstimmen lassen muß, bis zur endlichen Zerstörung des Organism; man nennt sie *chronische* Krankheiten." [2]

Chronische Krankheiten wuchern heutzutage wild. Uns sind die Etiketten (Diagnosen) dieser Krankheiten bekannt, so wie beispielsweise Diabetes, Nierenversagen oder Schilddrüsendysfunktion. Diese in der westlichen Medizin als unheilbar geltende Krankheiten entwickeln sich über die Zeit, mit immer schlimmerer Pathologie. Dieses Zitat beschreibt die Pathologie von Diabetes: „Die Bauchspeicheldrüse wird hart und multinodular, enthält oft verstreute Areale mit Blutungen und Nekrose. Später im Verlauf der Krankheit wird ein dünnes, fibröses Band aus Gewebe, nahe dem Zwölffingerdarm und dem Magen, alles sein, was von der Bauchspeicheldrüse übrig geblieben ist." [3] Eine Katze, die unter

Nierenversagen leidet, hat kleine knotenförmige Nieren, begleitet von Muskelschwund. Katzen mit Schilddrüsenüberfunktion haben Knoten in der Schilddrüse und ein vergrößertes Herz. [4] Pathologie ist das letztendliche Resultat von chronischer Krankheit.

Krankheit beginnt auf energetischer Ebene und wird erst mit der Zeit für den Patienten greifbar, dann sichtbar für den Mediziner, dann schließlich offensichtlich für die restliche Welt. Entzündliche Darmkrankheiten beispielsweise illustrieren Krankheit, die die funktionale Ebene erreicht hat. Viele Fälle mögen auch pathologisch sein, mit sichtbaren Läsionen in den Gedärmen, aber der Patient mit seiner entzündlichen Darmkrankheit und dem begleitenden Appetitverlust, dem Durchfall und Gewichtsverlust ist nicht direkt zur funktionellen und pathologischen Ebene der Krankheit gesprungen. Er war lange Zeit krank, schon vor seinem ersten abnormalen Stuhl. Das ist das Stadium vor der Pathologie, vor dem Etikett, vor der Diagnose. Dies ist das Stadium, in dem die Behandlung am wirksamsten ist.

Die Krankheit beginnt auf energetischer Ebene und hier ist sie am einfachsten zu behandeln.

Der beste Weg, Ihren Tieren zu helfen, ist dieser: Lernen Sie die frühen Zeichen einer chronischen Krankheit wahrzunehmen. Dann können Sie ihrem Tierhomöopathen behilflich sein, eine lebenslange Krankheit abzuwenden. Jeder kranke Patient hat einzigartige Symptome, die weit vor der funktionellen Krankheit eintreten. Diese frühen Symptome werden nicht als Krankheit spezifiziert, so wie bei Diabetes, aber sie sind charakteristisch für diese bestimmte Krankheit des Patienten. Ist Ihnen einmal bewusst, wie Sie Krankheit „sehen" können, bevor diese Pathologie erschafft, ist die halbe Schlacht gewonnen. Sie werden damit die Gesundheit Ihrer Tiere signifikant verbessern können.

Wie ist das möglich? Wie können wir Krankheit erkennen, bevor die Blutzuckerwerte steigen oder bevor die Diarrhoe einsetzt? Ganz einfach: Wir lernen die Symptome der chronischen Krankheit zu erkennen, die bereits vor der Pathologie präsent sind. Diese sind gar nicht schwer zu sehen, obwohl sie mittlerweile so durchwegs vorherrschend sind, dass wir sie als normal erachten. Selbst wenn diese nur minder unangenehm und einfach zu lindern sind, so sind es doch die Zeichen einer Krankheit, die sich über die Zeit entwickeln wird, sofern sie nicht auf energetischer Ebene behandelt wird. Unglücklicherweise hat die moderne Medizin all ihre Ressourcen darauf verwendet, sich direkt der Bekämpfung eines einzelnen Symptoms zu widmen, anstelle den Gesamtorganismus des Tieres auf energetischer Ebene zu behandeln. Hundegestank? Geben Sie ihm ein Bad. Verstopfung? Geben sie ihm eine Droge, die den Darm stimuliert. Ohrinfektion? Tragen sie eine Salbe auf. Erbrechen von Haarknäueln? Abführmittel sollen helfen. Homöopathie, auf der anderen Seite, dringt tiefer in die Konstitution, um die Krankheit an der Wurzel zu packe, und hinterlässt den Patienten davon befreit und sich wohlfühlend in ein vollständig gesundes Leben. Die Verdauung wird angeregt, Appetit normalisiert sich, Schmerzen verschwinden und am allerbesten, das Medizinschränkchen leert sich.

• • •

Um eine chronische Krankheit in nicht-menschlichen Wesen wie unseren Tieren zu behandeln, müssen Sie und ihr Tierarzt deren Zeichen erkennen. Viele Verfassungen, die wir alltäglich zu sehen bekommen, sind tatsächlich der Ausdruck einer beginnenden chronischen Krankheit. Wenn Sie Ihre Tiere in diesem Stadium behandeln, haben sie eine bessere Chance, ihre Gesundheit auch für die kommenden Jahre zu verbessern. Aber die frühen Zeichen einer beginnenden chronischen Krankheit zu erkennen ist nicht ganz einfach, denn wir haben Jahre damit zugebracht, bestimmte Arten von Unannehmlichkeiten als normalen Teil des Lebens zu akzeptieren oder als natürlichen Alterungsprozess zu sehen, sowohl bei uns selbst als auch bei unseren Tieren.

"...theils weil die Kranken der langen Leiden so gewohnt werden, daß sie auf die kleinern, oft sehr bezeichnungsvollen (charakteristischen) Nebenzufälle ...wenig oder gar nicht mehr achten und sie fast für

einen Theil ihres natürlichen Zustandes, fast für Gesundheit ansehen..." — Hahnemann, A. 95, *Organon*

Der Körper sagt uns durch Kopfschmerzen oder ungewöhnliche Verdauungsaktivitäten, durch saures Aufstoßen, Herzbrennen oder ein prämenstruelles Syndrom, dass er krank ist. Diese sind die Zeichen einer frühen, chronischen Krankheit und einer ungesunden Lebenskraft. Chronisch wiederkehrende Halsentzündungen oder Ohrinfektionen, Erkältungen, die sich in der Brust festsetzen, excessive Aushöhlung der Zähne, Akne, trockene und brüchige Haut, früher Haarverlust, Zystitis (Entzündung der Blase), Schlaf- oder Konzentrationsprobleme, extreme Schüchternheit, Verlangen nach Süßigkeiten, Alkohol oder Drogen, all dies sind Zeichen einer frühen chronischen Krankheit.

Chronische Krankheiten verschwinden nicht von alleine.

Wie viele dieser Symptome haben sie schlicht vorübergehen lassen oder sie als manchen Menschen eben eigentümliche Charakteristik angesehen, sie dem Alter, schwierigen Lebensumständen oder schlechter Hygiene zugeschrieben? Sicherlich wird ein genaues Beachten einer Diät und einer persönlichen Gesundheitsvorsorge die Symptome chronischer Krankheiten minimieren, aber gutes Futter und Zähneputzen heilt die chronische Krankheit nicht. Dasselbe gilt für unsere Tiere. Ganz egal, wie gut sie gefüttert werden, trainiert und geliebt werden, die chronische Krankheit, sofern einmal präsent, untergräbt weiter die Gesundheit ihrer Begleiter und wird letztlich als voll entwickelter medizinischer Zustand samt Diagnose sichtbar werden. Was es noch schlimmer macht, ist der Fakt, dass chronische Krankheiten vererbt werden und viele unserer Patienten direkt von Geburt an belastet sind.

• • •

Hier im Weiteren sind einige chronische Krankheitssymptome genannt, die sich als Zuchtmerkmale oder schlechte Ausbildung tarnen:

Symptome chronischer Krankheit bei Hunden
—Mental/Emotional

Furcht vor lauten Geräuschen, Donner oder Wind
zu lautes und zu langes Bellen
Reizbarkeit/Aggressivität beim Spielen
Misstrauische Natur
Schüchternheit
Lecken von Dingen oder Leuten
Faulheit
Fressen von Fäkalien anderer Hunde
Empfindlichkeit der Füße auf Berührung
Destruktivität
Empfindlichkeit auf Hitze oder Kälte

Symptome chronischer Krankheit bei Hunden —Physisch

"Hündischer" Gestank
Attraktiv für Flöhe
Trockenes, öliges oder glanzloses Fell
Exzessives Schütteln
Leicht zu verfilzendes Fell
Wächserne Ohren oder chronische Ohrenprobleme
Schleim auf dem Kot
Durchfall bei Veränderung der Diät
Übergewicht
Schlechter Atem
Schlechter, übertrieben wählerischer oder exzessiver Appetit
Steifheit beim Aufstehen
Hüftdysplasie (deformierte Hüftgelenke)

Wendy Thacher Jensen, D.V.M.

• • •

Lernen sie diese Zeichen und Symptome kennen, denn wenn Sie diese früh an Ihren Tieren entdecken, besonders wenn diese jung und leicht zu behandeln sind, werden Sie Sich und Ihrem Tierhomöopathen dabei helfen, Ihren Tieren die bestmögliche Fürsorge angedeihen zu lassen. Hören Sie nicht mit der Behandlung auf, bis all diese Zeichen verschwunden sind, oder beginnen Sie die Behandlung erneut, wenn eines dieser Zeichen zurückkehrt. Warten sie nicht, bis die Pathologie sich entwickelt hat.

• • •

Symptome chronischer Krankheit bei Katzen—Mental/Emotional

Ausgeprägte Schüchternheit
Beißen bei zu langem Streicheln
Reizbarkeit
zu wildes Spielen
Hysterie beim Zurückgehaltenwerden
Faulheit
Tollpatschigkeit, unfähig hohe Plätze zu erreichen
Kot in der Katzentoilette wird nicht abgedeckt, oder die Katzentoilette nicht benutzt

Symptome chronischer Krankheit bei Katzen —Physisch

Sommersprossen auf der Nase, den Augenlidern und den Ohren
brüchige Krallen
Verlust der Schnurrhaare
Attraktiv für Flöhe
trockenes, mattes Fell
exzessiver Haarverlust

wachsige Ohren oder wiederholt Ohrmilben
mangelndes (Fell-) Pflegeverhalten
übermäßiger oder sehr wählerischer Appetit
Fressen unpassender Dinge
Überempfindlichkeit gegen Milch
mehr als einmal die Woche Wasser trinken
(Außer es wird Trockenfutter gegeben, dann trinkt die Katze täglich oder öfter.)
Verstopfung oder harter, trockener Kot
Diarrhoe bei jeder Veränderung der Diät
beständiges Erbrechen, manchmal nur Wolle
Übergewicht
Abmagerung
schlechter Atem
blasses oder rotes Zahnfleisch
Verlust der Zähne

· · ·

Sie mögen vielleicht auf diese Liste schauen und denken: „Warum sich aufregen?" Im Ganzen sind all diese Symptome doch eher milde Beschwerden, die mit einer Veränderung der Diät oder dem Putzen der Zähne oder einen guten Trainer behoben werden können. Aber erinnern Sie sich, wie chronische Krankheiten voranschreiten? Selbst wenn diese milden Beeinträchtigungen gut auf Pflege reagieren, so bleibt die chronische Krankheit doch ungeheilt. Schwere Krankheiten beginnen auf der energetischen Ebene, setzen sich langsam mit der Zeit auf Ebene der Empfindung fort und zeigen sich, wie oben besprochen, dann in Dysfunktion und Pathologie. Also führt die Liste der oben genannten Beschwerden unwiderruflich zum Ausbruch einer Krankheit. Jeder Patient ist unterschiedlich — manche erkranken schneller und manche bleiben ihr ganzes Leben hinweg relativ ausgeglichen, aber jeder der Patienten wird ungemeinen Nutzen von einer Behandlung in frühen Stadien haben.

Wendy Thacher Jensen, D.V.M.

• • •

Also was ist unser Ziel bei einer Behandlung? Die Symptome zu verwalten? Nein! Homöopathie geht weit darüber hinaus. Unser Ziel ist echte Gesundheit, die Abwesenheit jeglicher Einschränkung der Fähigkeit unseres Gefährten, das Lebens zu erfahren. Wir möchten, dass unser Hund bis ins hohe Alter stark ist, mit uns wandert und im See schwimmt. Wir möchten, dass unsere Katze ihre letzten Jahre damit verbringt, sich schnurrend in unsere Kissen zu kuscheln und nicht unter der Behandlung von chronischem Nierenversagen (Dialyse) zu leiden. Homöopathie ist ein großartiges Geschenk. Indem wir diese Art von Gesundheitspflege wählen, erlangen wir ein umfassenderes Gewahrsein des Gesundheitszustandes unserer geliebten Tiere, und dabei einen größeren Respekt vor der Weisheit, die den Körpern innewohnt. Durch Studieren und Anwenden dieser wunderbaren Heilmethode werden Sie eine tiefere Verbindung mit Ihren Gefährten aufbauen. Dann werden Sie, vielleicht zum ersten Mal, die Schönheit einer Heilung ohne Schäden erleben.

Allopathie oder Willkommen Nebenwirkungen!

Medizin, für ein einzelnes Symptom gegeben, kann den Körper nicht heilen.

Allopathie ist der Ausdruck, der die moderne Medizin, oder westliche Medizin, beschreibt. Allopathie heißt wörtlich übersetzt „anderes Leiden", oder, in anderen Worten, dass die Behandlung Symptome produziert, die sich von denen der Krankheit unterscheiden. Beispielsweise bewirkt Aspirin neben der Senkung des Fiebers schwere abdominale Schmerzen, innere Blutungen, Ohrengeräusche, Schwellungen der Zunge, Atembeschwerden und anderes. [5] Überprüfen Sie die Liste der Nebenwirkungen für jegliche Art von allopathischer Medikation und Sie finden all die Symptome gelistet, die von der Droge erzeugt werden. Die Droge selbst wurde wegen ihrem bekannten, wirksamsten Effekt zum Einsatz gebracht, aber jede Droge hat eine große Anzahl von oft schädlichen Effekten auf den Körper. Wie

O'Reilly über allopathische Medikamente schreibt, „haben die Symptome, die vom Medikament erzeugt werden, keine belegbare Relation zu den Symptomen der Krankheit." [6]

Vor kurzem besuchte ich einen Vortrag von traditionellen (allopathischen) praktischen Ärzten. Ein Vortragender verbrachte den gesamten Morgen damit, die Behandlung von kaninen Magengeschwüren zu beschreiben. Meine reguläre Praxis schon vor Jahren hinter mir gelassen und mich der Homöopathie verschrieben habend, hatte ich nicht einen Fall von Geschwüren gesehen und ich wunderte mich über das Ausmaß an Zeit und Interesse, das diesem Thema gewidmet wurde. Schnell fand ich heraus, dass Magengeschwüre heutzutage ein signifikantes Problem in der veterinären Praxis darstellen und hauptsächlich durch den weitreichenden Gebrauch von nichtsteroidalen Antirheumatika (NSAR, oder auch NSAP, nichtsteroidale Antiphlogistika) hervorgerufen werden, wie beispielsweise Rimadyl, das für eine Vielzahl orthopädischer Probleme eingesetzt wird. (Aspirin ist ebenfalls ein NSAR.) Rimadyl verursacht weiterhin Krämpfe, Gelbsucht, Durchblutungsstörungen des Zahnfleischs und Koma. [7] Da NSARs kurzfristig so überaus gut wirken, um Lahmheit oder andere Schmerzen zu lindern, verbreitete sich ihr Einsatz immer weiter und ihre Nebenwirkungen sind überall in den Tierarztpraxen zu sehen und somit zum heißen Thema in den kontinuierlichen Weiterbildungen der praktizierenden Tierärzte geworden. Eine junge Tierärztin drückte ihre Bestürzung darüber aus, sich darüber wundernd, warum wir so viel Zeit für die Behandlung einer Krankheit aufwendeten, die doch einfach durch ein Weglassen der Droge kuriert werden konnte. So viel gab es ihr zu sagen!

Nebenwirkungen existieren nur dort, wo die Medizin nicht alle Symptome abdeckt.

Um kurz zusammenzufassen, allopathische Ärzte behandeln funktionelle Störungen im Allgemeinen mit der Gabe großer Dosen physiologisch aktiver Substanzen. Das Medikament wird gegeben, um einem einzelnen Symptom oder einer Reihe von Symptomen entgegenzuwirken und erzeugt dabei viele Nebenwirkungen, die keinen Bezug zur eigentlichen Krankheit des Patienten haben. Diese Behandlungen sind rein palliativ und das Symptom ist nur vorübergehend gemildert. Wird das Medikament einmal abgesetzt, so kehrt das Symptom zurück, meist stärker als zuvor. Denken Sie an die Medikation bei Asthma. Einmal begonnen, hängt der Patient am Haken, denn würde er aufhören, so verschlimmerte sich seine Atmung noch über den Zustand vor dem Beginn der Medikation hinaus. Diese Medikamente werden schnell zur Krücke.

Homöopathie

"Er (der Arzt) ist zugleich ein Gesundheit-Erhalter, wenn er die Gesundheit störenden und Krankheit erzeugenden und unterhaltenden Dinge kennt und sie von den gesunden Menschen zu entfernen weiß." —Hahnemann, A. 4, *Organon*

Dr. Samuel Hahnemann (1755 - 1843) war ein deutscher Mediziner und entwickelte die Homöopathie zu einem komplexen System der Medizin. Er machte die Homöopathie auf organisierte, verständliche und effektive Weise zugänglich. Der Ausdruck „Homöopathie" leitet sich von den griechischen Worten „homoios pathos" ab, was „ähnliches Leiden" bedeutet. [8] Die ursprüngliche Schreibweise „Homœopathie" ergab sich aus der lateinischen Schreibweise für den Laut „oi" der Griechen und wurde eingedeutscht/amerikanisiert wegen der Schwierigkeit den Buchstaben „œ" zu drucken. [9] Eine weitere moderne Schreibweise ist „Homoeopathy" im Englischen, abgeleitet vom deutschen „Homöopathie" [Dr. Don Hamilton, persönliche Unterhaltung]

Homöopathische Arzneien werden für jeden Patienten basierend auf der Ähnlichkeit zu dessen Krankheitsbild gewählt. Kein Symptom wird aus dem Krankheitsbild ausgeschlossen, so dass die Übereinstimmung zwischen Patient und Arznei vollständig kongruent ist. So wird also ein Hund mit Gelenkbeschwerden und einer Historie von fauligem Durchfall ein anderes Arzneimittel bekommen als ein Hund mit Gelenksbeschwerden und

Hautausschlägen. Homöopathie arbeitet innerhalb der natürlichen Gesetze des Körpers, um die Lebenskraft aus einem Zustand von Krankheit heraus zu geleiten und zurück zu einem Zustand der Gesundheit zu bringen.

Homöopathische Arzneien Behandeln energetische Störungen durch sehr kleine, verdünnte Gaben von energetisch aktiver Medizin. Die richtige homöopathische Behandlung wird so gewählt, dass alle Symptome eines Falles abgedeckt sind, so dass keine Nebenwirkungen entstehen. Das Ziel ist immer Heilung. Oder gäbe es etwas anderes, dass Sie lieber hätten?

Das Gesetz der Ähnlichkeit
(*Similia Similibus Curentur* - Das Prinzip Ähnliches heilt Ähnliches)

Das Gesetz der Ähnlichkeit ist die Grundlage der Homöopathie. Es besagt, wenn eine Substanz ein Symptom in einer gesunden Person hervorruft, eben jene Substanz dieses Symptom kurieren wird, wenn es bei einer kranken Person (oder einem Tier) auftritt. Die Basis für das Gesetz der Ähnlichkeit war 400 vor Christus bereits Hippokrates bekannt [10], aber viel ältere Quellen wurden in altägyptischen medizinischen Texten als auch der *Shrimad Bhagavata Mahapurana* aus Indien gefunden, die auf die Jahre 3000-1000 v. Chr. datiert werden. *„Wenn eine Substanz in ihrer grobmateriellen Form eine Beschwerde hervorruft, wird sie dann nicht in verfeinerter Form ... Linderung bei eben jenem Leiden hervorrufen?"* [11] So wird Arsen, bekannt dafür, blutigen Durchfall und Erbrechen zu erzeugen, dieselbe Verfassung heilen, wenn es einem Patienten verdünnt gegeben wird.

Homöopathie erfasst alle Symptome des Patienten mit einer einzigen Arznei.
Diese Arznei heilt.

Hahnemann entdeckte dieses Gesetz durch akribische, reproduzierbare Experimente, die er erst an sich selbst und später an einer größeren Anzahl von Assistenten durchführte. Er begann mit der Einnahme von Chinin (Cinchona), ein Kraut, das zur Behandlung von Malaria verwendet wurde, nachdem er nicht nachvollziehen konnte, was ein medizinisches Handbuch

über die Wirkung dieser Droge im Körper erklärte. Er fand heraus, das
Chinin, über einen Zeitraum gegeben, bei ihm selbst, einer gesunden Person,
exakt die Symptome von Malaria hervorrief. Nach diesem Beginn fuhr er
mit der Erforschung vieler weiterer Substanzen und deren Auswirkungen
fort und erschuf so eine Materia Medica oder einen „Körper von
gesammeltem Wissen über die therapeutischen Eigenschaften jeglicher
Substanzen, die zur Heilung verwendet werden." [12] Eines seiner Werke,
*Die chronischen Krankheiten: Ihre eigentümliche Natur und homöopathische
Heilung,* enthält zeitlose Informationen, die dem praktizierenden
Homöopathen dabei helfen, die passende Arznei für den Patienten zu
treffen, auch heute, in unserer modernen Welt. Der Körper hat sich über
Generationen und Kultur hinweg in der Art nicht verändert, wie er
Krankheit zum Ausdruck bringt. Das Atemsystem beispielsweise kann
Husten, Kratzen, Niesen, oder Schleim produzieren und sich dabei schwer
und verstopft anfühlen, ganz gleich, ob der Patient ein Kleinbauer aus Indien
oder eine Katze der königlichen Familie von England ist. In diesem Text
kann ein Arzt die Symptome studieren, die durch ein homöopathisches
Arzneimittel hervorgerufen wurden und so das Bild der Krankheit des
Patienten im Arzneimittelbild der Substanz wiederfinden. Das ist das
Simillimum oder die Arznei, die auf das Bild der Krankheit passt. Ist diese
Übereinstimmung, Simillimum und Patient, einmal gefunden, erfolgt
Heilung.

Prüfungen oder Wie Kenntnisse über Arzneien erlangt werden

Prüfungen sind der Prozess, bei denen Substanzen über den Zeitraum
mehrerer Tage hinweg von gesunden Personen eingenommen und dabei
körperliche (und seelisch geistige) Veränderungen akribisch genau notiert
werden. Prüfungen können monatelang anhalten, manche Arzneimittel
werden erst Wochen nach der Einnahme Symptome hervorbringen. Das
Organon enthält sorgsamste Anweisungen zur Durchführung solcher
Prüfungen, zu finden in den Aphorismen 121 – 142. (Aphorismen, kurz
abgekürzt mit A., stellen die in Reihenfolge nummerierten Kapitel des

Organons dar.) „Jeden Arzneistoff muß man zu dieser Absicht ganz allein, ganz rein anwenden, ohne irgend eine fremdartige Substanz zuzumischen, oder sonst etwas fremdartig Arzneiliches an demselben Tage zu sich zu nehmen, und eben so wenig die folgenden Tage, so lange als man die Wirkungen der Arznei beobachten will." (A. 124) [13] Hahnemann verdeutlicht die Wichtigkeit eines verlässlichen Prüfers in Aphorismus 126: „Die dazu gewählte Versuchsperson muß *vor allen Dingen* als *glaubwürdig und gewissenhaft* bekannt seyn... sie muß mit gutem Willen genaue Aufmerksamkeit auf sich selbst richten und dabei ungestört sein; in ihrer Art gesund an Körper, muß sie auch den nöthigen Verstand besitzen, um ihre Empfindungen in deutlichen Ausdrücken benennen und beschreiben zu können." [14]

Prüfer werden aus einer Vielzahl verschiedener Typen von Menschen ausgewählt. „Der Inbegriff aller Krankheits-Elemente, die eine Arznei zu erzeugen vermag, wird erst durch vielfache, an vielen dazu tauglichen, verschiedenartigen Körpern von Personen beiderlei Geschlechts angestellte Beobachtungen der Vollständigkeit nahe gebracht." (A. 135) [15] Die Gruppe der Prüfer sollten sich also aus einer Vielzahl von unterschiedlichen Typen zusammensetzen, vom robusten Bauern bis zum sensiblen Intellektuellen. Doch vor allem sollten alle gesund sein und darüber hinaus in der Lage, ihre Verfassung ehrlich und wahrhaftig kommunizieren zu können. Prüfungen können nicht an Tieren durchgeführt werden, denn obwohl wir in der Lage wären, Symptome zu beobachten, so bekämen wir doch nur ein fragmentarisches Bild. Tiere können ihre inneren Gefühle und Empfindungen nicht klar kommunizieren oder beschreiben, wann ein bestimmtes Symptom begonnen hat oder in welcher Stelle innerhalb des Körpers es auftritt oder wie sich ihre Empfindung davon über die Zeit hin verändert. Sie ohne ihr Verständnis und ihre Mitarbeit beeinträchtigenden Symptomen auszuliefern wäre nicht nur potenziell irreführend, sondern auch unnötig grausam. Das, was einen guten Prüfer ausmacht, ist die Fähigkeit zur Kommunikation, was einen animalischen (nicht-menschlichen) Prüfer natürlich zu einem schlechten Prüfer macht. Stattdessen können wir unseren Wissensstand durch sorgsame Beobachtung klinischer Resultate bei unseren veterinären Patienten erweitern, indem wir aufnehmen, wo sich Arzneien über die Zeit oder bei einer zunehmenden Anzahl von Patienten als wertvoll erwiesen. Weiterhin können menschliche Prüfungen von einem erfahrenen Homöopathen vorsichtig auf den veterinären Patienten übertragen werden.

Das Endresultat dieser weiten Sammlung von minuziösen Prüfungen ist ein komplexes Bild der Substanz. Dies ist es, was mit der Krankheit des Patienten in Einklang gebracht werden muss, damit Heilung erfolgen kann. Diese Symptome wurden in Büchern, die man Materia Medica nennt, gesammelt und kommen heute in der Praxis eines jeden Homöopathen zum Einsatz.

• • •

Hier sind einige weitere Fälle, die die Bandbreite dessen belichten sollen, was Homöopathie erreichen kann und wie eine Behandlung gewählt wird, die der Gesamtheit des Patienten entspricht. In späteren Kapiteln werden wir die Erarbeitung eines Falles noch mehr im Detail betrachten.

Eine Taube, die nicht mehr gehen konnte
(wiedergegeben mit der Erlaubnis der AVH — mit einigen Anmerkungen zur Erklärung) [16]

Wilkins, eine Sacred-Heart-Taube, war 18 Jahre alt, als ihr Schutzbefohlener mich in Panik anrief. Es war eine Woche vor Weihnachten und ich hatte mich gerade herausgeputzt, um mit meinem Verlobten auszugehen. Wilkins war sehr verkrampft und seine Kloake (Öffnung unter dem Schwanz) war mit trockenen, harten Tröpfchen verstopft. Er war depressiv und seine Federn waren zerrupft. Es sah aus, als würde er die Nacht nicht überstehen.

Mit meinen Verlobten im Gepäck ging ich zu ihm, um zu sehen, was wir tun konnten. Neben der homöopathischen Behandlung erschien es wichtig, etwas von dem harten, trockenen Material aus seiner Kloake zu entfernen, aber was sonst konnte man mit einem solch kleinen, zerbrechlichen Patienten anstellen? Sein Beschützer reichte mir ein kleines Gerät, von dem er mir erst Jahre später sagte, dass es ein „Kokain-Schnupflöffel" war. Zu diesem Zeitpunkt dachte ich nicht daran, zu fragen, und es erfüllte seinen Zweck. Wir entfernten etwas des angestauten Materials und gaben ihm dann Lycopodium D30 (eine homöopathische Arznei, die aus Bärlapp gewonnen wird) in Wasser, was wir zweimal täglich wiederholten. (D30 beschreibt die Potenz, diese wird in späteren Kapiteln besprochen.) Die für die Arznei indizierenden Symptome waren recht klar: Verstopfung, unwirksames Pressen und Anstrengen, inaktives Rektum und Schmerzen mit Tenesmen (schmerzhafter Drang). Darüber hinaus, da wir es ja mit einem Vogel zu tun hatten und das Material in seinem Rektum aus den Nieren stammte, bezog ich Nierenentzündung, Harnunterdrückung und Harnverhalt in die Kombination mit ein. Dann entließ ich ein Stoßgebet und machte mich auf zur Party, konnte aber nicht aufhören über meinen kleinen Patienten nachzudenken.

Zwei Tage später litt Wilkins immer noch unter Verkrampfungen, allerdings nur noch dann, wenn er Darmbewegung hatte. Seine Kloake öffnete und schloss sich immer noch nicht richtig und er hatte schleimige Absonderungen mit etwas Blut. Seine Kottröpfchen waren locker (was eine Verbesserung darstellte). Er aß und trank nicht viel. Ich erfuhr mehr über ihn, auch dass diese Verkrampfung und ein Vokalisieren während des Stuhlgangs oft vorgekommen waren. Ich war glücklich, dass sich seine Anstrengungen etwas reduziert hatten und wusste nun, dass es sich um eine chronische Krankheit handelte, also erwarte ich keinen schnellen Heilungsverlauf. Kleine Schritte. Wir machten mit Lycopodium D30 zweimal täglich weiter. Eine der schwersten Aufgaben des Homöopathen ist, zu erkennen, wann man zu warten und die kleinen Anzeichen von Heilung zu beobachten hat, um die Lebenskraft arbeiten zu lassen. Das Arzneimittel an diesem Punkt zu wechseln wäre desaströs, denn eine Unterbrechung der heilenden Veränderungen kann die Arzneimittelreaktion dauerhaft zum Stillstand bringen.

Zwei Tage später, kurz vor Weihnachten, hatte Wilkens immer noch diese Verkrampfung, aber die Schwellung rund um seine Kloake hatte sich verringert und das Öffnen und Schließen verlief normaler. Er hatte immer noch etwas blutigen Ausfluss und zupfte an seinen Federn, aber er trank jetzt.

Seine Füße waren kalt. Wir hörten mit D30 auf und gaben ihm stattdessen eine Einzelgabe von Lycopodium C200 in einem Käsebällchen, was er bereitwillig akzeptierte.

Am Tag nach Weihnachten war alles wieder normal. Seine Persönlichkeit, die eigentlich schon sein ganzes Leben lang distanziert und reserviert gewesen war, hatte sich dahingehend verändert, dass er nun freundlich und zugänglich wurde. Wilkins hatte auf das Arzneimittel nicht nur auf physischer Ebene reagiert, sondern ebenso auf mentaler und emotionaler Ebene. Die homöopathische Behandlung, basierend auf der Ganzheit des Patienten (und nicht nur auf einem individuellen Symptom) heilt den ganzen Patienten, nicht nur Teile von ihm.

Wilkins bekam fünf Monate später Lycopodium 1M für ähnliche (mildere) Symptome, dann noch einmal ein Jahr später. Danach brauchte er gelegentlich eine Dosis derselben Arznei, bis er schließlich sechs Jahre später im Alter von 25 Jahren starb. Ein Jahr vor seinem Tod brütete er immer noch.

Glücklicherweise hat auch mein Verlobter die Erfahrung gut überstanden und wir haben einige Monate später geheiratet.

Ein graues Eichhörnchen mit neurologischen Problemen
(Wiedergegeben mit Erlaubnis der AVH — mit einigen Anmerkungen zu Erklärung) [17]

Dieser Fall zeigt, dass sogar Krankheit, die von Geburt an besteht, mit der richtigen kurativen Arznei gemildert und reduziert werden kann. Ronnie war ein älteres Eichhörnchen, das sich nicht richtig bewegte. Sie konnte nicht gut klettern und hatte seit ihrer Geburt in Gefangenschaft gelebt. Vor kurzem hatte sie einen akuten Anfall von Erschöpfung gehabt, rang um Atem und hatte nur wenig Appetit, aber viel Durst. Als ich sie zu sehen bekam, war sie steif und kalt, obwohl sie auf einer Heizdecke lag. Sie begann mit offenem Mund zu atmen, nachdem sie untersucht worden war. Sie konnte aufrecht stehen, doch nur in gebeugter Haltung und sie fiel nach rechts.

Ich wollte wissen, wie sie gewesen war, bevor sie so fürchterlich krank wurde. Ihre Halter berichteten, dass sie knurrte, sobald sie angefasst wurde. Außerdem ignorierte sie ihre Toilettenschachtel über Stunden, wenn diese ausgetauscht wurde.

Ich begann in ihrem Fall mit Arsenicum Album D30 (ein homöopathisches Arzneimittel, das gut in ihrem Fall passt — wir werden den Vorgang, wie man zu dieser Einschätzung kommt, in späteren Kapiteln besprechen), da es ihrem Mangel an Appetit zusammen mit dem Durst, ihrer nach Luft schnappenden Atmung und ihrem Mangel an vitaler Wärme, ihrer Steifheit, der Abmagerung und dem plötzlichen Kollaps am besten entspricht. Da dieses Problem schon vorher aufgetaucht war und sich nun verschlimmert hatte, wusste ich, dass ich es mit einer chronischen Krankheit zu tun hatte. Ich war mir nicht sicher, ob sie zu retten war.

Am Abend hörte sie auf zu trinken und am folgenden Morgen hatte sie Durchfall. Sie war sehr ruhig und zeigte keine Verbesserung. Zeit für ein anderes Arzneimittel. Ich nahm Lycopodium zur Hand und gab ihr eine D30, dreimal täglich. Zu dieser Zeit war ich noch neu in der Homöopathie und schreckte davor zurück, in kritischen Fällen höhere Potenzen zu geben. Was mich zu diesem Arzneimittel brachte, ist seine Fähigkeit, die Lebenskräfte funktionsgeschwächter, älterer Menschen zu wecken.

Am folgenden Morgen verließ Ronnie ihre Heizdecke und nahm etwas Futter aus der Hand ihres Halters an. Sie wirkte erholter und aufgeweckter, ohne Durchfall oder nach Luft zu schnappen. Die Arznei wurde nicht weiter wiederholt. Zehn Tage später ging es ihr wieder gut und sie hatte ihr Gewicht zurückgewonnen, genauso wie ihre reizbare Stimmung. Einen Monat später war sie „jeden Tag ein neues Eichhörnchen", rannte im Zimmer herum und fiel nicht mehr über ihre Füße. Vor der Behandlung hatte sie ihren Unterschlupf seit acht Monaten nicht mehr verlassen. Sie war nun geschmeidig und hielt ihren Schwanz in „S-Form" erhoben, wie es sich für ein Eichhörnchen gehört, was sie *noch niemals zuvor* in ihrem Leben gemacht hat. Sie lebte ein weiteres Jahr und acht Monate, bevor sie ruhig im Schlaf starb.

• • •

Der Vorteil gegenüber der modernen Medizin besteht in diesen zwei Fällen darin, dass der Patient geheilt zurückgelassen wird, ohne lebenslängliche oder andauernd wiederholte Arzneigaben zu brauchen. Auch entsprachen diese Arzneien exakt den Symptomen, so dass keine Nebenwirkungen auftraten, wie sie bei unverdünnt gegebener moderner Medikation die Regel sind. Mit mehr Erfahrung (dies sind frühe Fälle aus meiner Karriere als Homöopathin) wäre die gegebene Potenz wohl höher gewesen, womit tägliche Gaben vermieden worden wären. (Betrachten Sie den nächsten Fall als Illustration dieser Technik). Das Reduzieren der Wiederholungen von Arzneigaben ist bei Vögeln und Eichhörnchen recht hilfreich, ebenso bei vielen Katzen, Hunden und Menschen!

Chronischer Gewichtsverlust

Thomas war ein fünf Jahre alter Kurzhaarkater mit schwerem Gewichtsverlust. Sein Gewicht war von zwölf auf acht Pfund gesunken, obwohl er in den letzten sechs Monaten größere Dosen von Steroiden bekommen hatte. Er bekam eine Arznei basierend auf seinem Gewichtsverlust, sowie seinem Verhalten beim Fressen und rund um die Mahlzeiten. Nach dieser Gabe konnten wir ihn von allen allopathischen Medikamenten absetzen. Er erlangte sein normales Gewicht von elf Pfund zurück und es ging ihm weitere drei Jahre gut, danach gab es leider keine weiteren Folgetermine mehr.

Wie dieser Fall zeigt, muss eine kurativ wirkende Arznei nicht wiederholt werden. Der Patient wird auf den rechten Pfad befördert und die Lebenskraft erledigt den Rest. Junge Patienten wie Thomas haben mehr Lebenskraft zur Verfügung und können daher sehr lohnende Patienten sein.

Ein chronischer, blutiger Nasenausfluss

Ida war eine ungefähr zwölf Jahre alte, weibliche Kurzhaarkatze, die schon das ganze letzte Jahr über Blut nieste. Als ich sie zu sehen bekam, zeigte sie Symptome einer Infektion der oberen Atemwege. Diese schien niemals zu verschwinden, obwohl mehrfach traditionell behandelt. Sie erhielt eine Gabe einer homöopathischen Arznei, die ihre komplette Symptomatik abdeckte, und nach einer kurzen Verschlimmerung verschwanden all ihre Symptome und sie war „eine neue Katze".

Dieser Fall ist nicht typisch, insbesondere, weil die Patientin viele allopathische Medikamente erhalten hatte. Oft brauchen diese Patienten über eine gewisse Zeit hinweg wiederholte Gaben ihrer Arznei, bevor sie eine Antwort in Form einer Heilungsreaktion erzeugen können. Der Grund dafür ist, dass Medikamente, die auf ein bestimmtes, einzelnes Symptom hin gegeben werden, wie die Antibiotika und Steroide, die Ida in den letzten Jahren erhalten hatte, die naturgegebene Heilungsfähigkeit des Körpers nicht unterstützen. Nach einer gewissen Zeit schwächt dies die Lebenskraft und die Nebenwirkungen oder die Wirkungen der Droge, die dem Patienten nicht entsprechen, werden vorherrschend. Aber Ida war stark genug, um eine direkte und dauerhafte Antwort auf das Arzneimittel zu kreieren. Wenn das richtige Mittel gegeben wird, können die Resultate wie ein Wunder aussehen. Die Energie, die vorher zum Erzeugen von Symptomen benutzt wurde, wird nun frei und der Patient agiert jünger. Ältere Tiere spielen wieder, wie sie es Jahre zuvor gewohnter Weise taten.

• • •

Wenn diese Fälle Ihr Interesse wecken und Sie inspirieren, nach einem Tierhomöopathen zu suchen, der Ihnen mit ihrem Tier helfen kann, dann habe ich meine Arbeit gut gemacht. Im restlichen Buch werden wir verschiedene Fälle mehr im Detail betrachten, um daran zu veranschaulichen, wie die Symptome eines Patienten untersucht werden, mit dem Ziel, diese Symptome mit einer Arzneimittelprüfung in Übereinstimmung zu bringen. Aber zuerst möchte ich erklären, wie Arzneien hergestellt werden und was genau in einem Patienten passiert, der eine Gabe einer Arznei bekommen hat.

• • •

Kapitel 2 Quellverweise

1. Hahnemann, Samuel *Organon der Heilkunst* / bearb., hrsg. und mit einem Vorw. vers. von Josef M. Schmidt. - Textkritische Ausg. der von Samuel Hahnemann für die 6. Aufl. vorges. Fassung. - Heidelberg; Haug, 1992
2. Hahnemann, Samuel Organon der Heilkunst / bearb., hrsg. und mit einem Vorw. vers. von Josef M. Schmidt. - Textkritische Ausg. der von Samuel Hahnemann für die 6. Aufl. vorges. Fassung. - Heidelberg; Haug, 1992
3. "Diabetes Mellitus." *The Merck Veterinary Manual*. Ed. David Bruyette. Merck Sharp & Dohme Corp., May 2013. Web. 5 Sept. 2015. <http://www.merckvetmanual.com/mvm/endocrine_system/the_pancreas/diabetes_mellitus.html?qt=&sc=&alt=>.
4. "Hyperthyroidism." *The Merck Veterinary Manual*. Ed. Mark E. Peterson. Merck Sharp & Dohme Corp., Aug. 2013. Web. 5 Sept. 2015. <http://www.merckvetmanual.com/mvm/endocrine_system/the_thyroid_gland/hyperthyroidism.html?qt=hyperthyroidism&alt=sh>.
5. "Aspirin." *Drugs & Medications*. WebMD, n.d. Web. 5 Sept. 2015. <http://www.webmd.com/drugs/2/drug-1082-3/aspirin-oral/aspirin-oral/details#>.
6. *Ebd.* 1, p. 285.
7. "More Information." *Rimadyl® Caplets and Chewables (Brand)*. Doctors Foster and Smith, n.d. Web. 5 Sept. 2015. <http://www.drsfostersmith.com/product/prod_display.cfm?pcatid=23266>.
8. *Ebd.* 1, p. 48.
9. Winston J. *The Faces of Homoeopathy*. Tawa, New Zealand; Great Auk Publishing; 1999: xix.
10. Close S. *The Genuis of Homoeopathy*. New Delhi, India: B. Jain Publishers;1997: 215.

11. Academic Catalogue. Blacksburg, VA: Lotus Health Institute, 2010.
    Homeopathic Certificate Course. Robin Murphy, N.D. Web. 3 Dec.
    2012.<http://www.lotushealthinstitute.com/downloads/LHI-
    CourseCatalogue.pdf>.
12. "Materia Medica." *Wikipedia*. N.p., 3 Sept. 2015. Web. 5 Sept. 2015.
    <https://en.wikipedia.org/wiki/Materia_medica>.
13. *Ebd.* 2, p. 109.
14. *Ebd.*, p. 110.
15. *Ebd.*, p. 114.
16. Jensen W. "The Dove Who Couldn't Go." *JAcadVetHom*.
    Winter 1999: 3.
17. Jensen W. "Neurological Disease." *JAcadVetHom*. Winter 1999: 3.

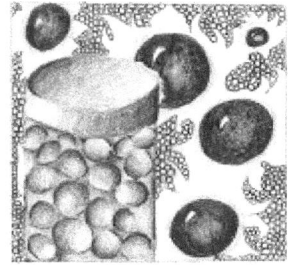

3 - Die Grundlagen

Die Herstellung der Arzneien

Also was ist in diesen homöopathischen Arzneien enthalten? Und warum sind sie so anders als die Medikamente, die wir herkömmlicherweise gewohnt sind? Dieses Kapitel wird erklären, wie homöopathische Arzneien hergestellt werden. Dann werden wir betrachten, was in einem Patienten nach der Gabe eines Mittels passiert. Dabei sind es wieder Ihre Beobachtungen, die dem Homöopathen helfen, zu bestimmen, wie eine Arznei in ihrem Tier wirkt. Diese Informationen sind kritisch für die nächsten Schritte der Behandlung.

Homöopathische Arzneimittel werden aus vier verschiedenen Quellen gewonnen: Pflanzen, Tiere (Insekten, Teile wie Federn oder animalische Sekrete wie Milch oder Blut), Mineralien und Chemikalien. In Boericke *Materia Medica* finden wir 554 Arzneimittel, 72% sind Pflanzen, 13% sind Tiere oder Tierprodukte, der Rest sind Mineralien oder Chemikalien. All diese Arzneimittel werden im gleichen Prozedere hergestellt, der einzige Unterschied besteht darin, dass solide Substanzen zermahlen oder mazeriert (in Flüssigkeit eingelegt) werden, so dass sie in Lösung verdünnt werden können.

Arzneimittel sind Substanzen, wie sie in der Natur gefunden werden

Das *Organon* enthält strikte Anweisung zur Herstellung homöopathischer Arzneien, zu finden in A. 264 – 271. Zuerst wird die frische Pflanze zerrieben oder in Alkohol mazeriert, um den Lebenssaft zu extrahieren, danach wird alles faserige Material entfernt oder sinkt auf den Boden des Gefäßes, von wo es entnommen werden kann. Diese Prozedur erlaubt, dass das Ausgangsmaterial über längere Zeit gelagert werden kann, ohne zu verrotten oder zu schimmeln. Danach wird das Material mit Milchzucker gemischt und über eine Periode von drei Stunden erschlossen. Dies nennt sich Verreibung und Verdünnung, und der Prozess dient der Entfaltung der medizinalen Kraft der Substanz. Milchzucker wird benutzt, da er rückwirkungsfrei ist und keine medizinischen Eigenschaften besitzt. Nach und nach wird der Verreibung mehr Milchzucker, in ganz bestimmten Mengen, beigefügt, bis eine Verdünnung von 1:100 erreicht wird. Dies nennt man die Ein-Hundertstel-Verreibung, oder auch die erste Centesimal-Verreibung, auch C1 Potenz genannt. Dieser Prozess der Verreibung und Verdünnung wird fortgesetzt, bis die Substanz auf 1:1.000.000 verdünnt ist, einer C3. Nachdem die Arznei einmal C 3 erreicht hat, sind selbst solide Substanzen, wie frische Pflanzen oder Insekten, aufgelöst, und die Herstellung höherer Potenzen kann in Wasser und Alkohol fortgesetzt werden. Höhere Potenzen erhält man durch wiederholtes Verdünnen und Verschütteln, bis hin zu MM-Potenzen, das sind C-Potenzen, die eine Million mal verdünnt und verschüttelt wurden. Eine genaue Beschreibung der Prozedur kann auf der Website ‚Hahnemann Laboratories' [1] nachgelesen werden

"Die homöopathische Heilkunst entwickelt zu ihrem besondern Behufe die innern, geistartigen Arzneikräfte der rohen Substanzen mittels einer ihr eigenthümlichen, bis zu meiner Zeit unversuchten Behandlung, zu einem, früher unerhörten Grade, wodurch sie sämmtlich erst recht sehr, ja unermeßlich — durchdringend wirksam und hülfreich werden, selbst diejenigen unter ihnen, welche im rohen Zustande nicht die geringste Arzneikraft im menschlichen Körper äußern."—Hahnemann, A. 269, *Organon*

Arzneien können in vier verschiedenen Serien von Potenzen hergestellt werden: D, C, M und LM. D-Potenzen stellen eine Verdünnung von 1:10 dar, C ein Verhältnis von 1:100, M ein Verhältnis von 1:1000 und LM ein Verhältnis von 1:50000. LM-Potenzen wurde von Hahnemann kurz vor seinem Lebensende entwickelt und werden normalerweise in flüssiger Form verabreicht. Durch Verreiben, Verdünnen und Verschütteln wird die medizinale Kraft der Substanz für den Patienten zugänglich. Wie Hahnemann in A. 269 schreibt: „Diese merkwürdige Veränderung in den Eigenschaften der Natur-Körper, durch mechanische Einwirkung auf ihre kleinsten Theile, durch Reiben und Schütteln (*während sie mittels Zwischentritts einer indifferenten Substanz, trockner oder flüssiger Art, von einander getrennt sind*) entwickelt die latenten, vorher unmerklich, wie schlafend in ihnen verborgen gewesenen, *dynamischen* (§.11.) Kräfte, welche vorzugsweise auf das Lebensprincip, auf das Befinden des thierischen Lebens Einfluß haben. Man nennt daher diese Bearbeitung derselben *Dynamisiren*, *Potenziren* (Arzneikraft-Entwickelung) und die Produkte davon, *Dynamisationen*, oder Potenzen in verschiednen Graden." [2]

Das ist also in diesen süß schmeckenden, kleinen, weißen Pillen — und wie wissen wir nun, dass tatsächlich etwas passiert ist, nachdem die Arznei gegeben wurde? Wir alle sind es so gewohnt, die Wirkung einer Medizin durch Beobachtung der Symptome zu bewerten — wenn Medizin geschluckt wird, dann gehen die Symptome weg, richtig? Aber wenn die Lebenskraft des Tieres die Antwort leitet, dann ändern sich die Spielregeln. Wir geben nicht länger eine starke Medizin, die dem Symptom entgegenwirken soll. Wir stimulieren die Lebenskraft, um Heilung in Gang zu bringen.

Die Konsequenzen der Gabe eines Arzneimittels

Lebenskraft antwortet in einer dieser drei Arten auf jegliche Medizin:

Palliation
Unterdrückung
Heilung

"[Palliative Medizin]... deren oft fast augenblickliche, schmeichelhafte Wirkung in die Augen fällt." —Hahnemann, A. 55, *Organon*

Palliation stellt den Goldstandard der modernen Welt dar. Wir wollen Resultate, und wir wollen sie jetzt. Aber Palliation hilft unseren Tieren nicht derart, dass es ihnen besser geht. „Die Erleichterung ist nicht anhaltend und das Symptom kehrt immer zurück, schlimmer als zuvor" [3] Geben Sie Rimadyl bei Gelenksbeschwerden, und der Schmerz verschwindet. Geben Sie Prednison bei Juckreiz, und das Jucken hört auf. Die Antwort erfolgt schnell, das Medikament wirkt aber nur in den Teilen des Falles, wo die Symptome passen. Rimadyl passt bei Gelenksbeschwerden und Prednison bei Juckreiz. Jedes Medikament, Arzneimittel oder pharmazeutisches Produkt kann eine palliative Antwort hervorrufen.

Palliation erleichtert die Symptome,
aber dann erfolgt der Rückschwung und die Symptome werden über die Zeit
hinweg immer stärker.

Palliation ist vorübergehend. Symptome kehren schnell zurück, sobald die Medizin abgesetzt wird und über Zeit und mit wiederholten Gaben wird dieser Rückschlag zunehmend heftiger und intensiver. Die Dosierung muss erhöht werden, um dieselbe Erleichterung zu schaffen, insbesondere bei Schmerzzuständen. Gleichzeitig wird die Dauer der Erleichterung kürzer und kürzer. Palliation ist kein Weg in Richtung Heilung, sondern die vorübergehende Erleichterung eines bestimmten Symptoms oder eines Symptomenkomplexes. Im Ganzen ist der Patient nicht gesünder und leidet weiter. Zudem wird die Lebenskraft durch diese Behandlung geschwächt.

Die Erleichterung, die durch Palliation erreicht wird, ist oberflächlich und nicht in der Lage, tief ins System einzudringen. Lesen sie A. 23: „...*entgegengesetzten* Symptomen der Arznei (in der *antipathischen*, *enantiopathischen* oder *palliativen* Methode) anhaltende Krankheitssymptome so wenig aufgehoben und vernichtet werden, daß sie vielmehr, nach kurzdauernder, scheinbarer Linderung, dann nur in desto verstärkterem Grade wieder hervorbrechen und sich offenbar verschlimmern." [4] Die oberflächliche Veränderung, die für vorübergehende Erleichterung sorgt, wird schnell erreicht. Das ist keine langsame Veränderung.

Ein weiteres Charakteristikum von palliativen Verschreibungen ist, dass höhere Potenzen weit weniger Erleichterung verschaffen als niedrige Potenzen. Wie in A. 60 beschrieben, „...so glaubt der gewöhnliche Arzt sich dadurch zu helfen, daß er, bei jeder erneueten Verschlimmerung, eine verstärktere Gabe des Mittels reicht, wovon dann ebenfalls nur kurz dauernde Beschwichtigung und bei dann noch nöthiger werdender, immer höherer Steigerung des Palliativs, entweder ein anderes, größeres Uebel, oder oft gar Unheilbarkeit, Lebensgefahr und Tod erfolgt, *nie aber Heilung* eines etwas älteren oder alten Uebels." [5] Was sagt Hannemann da? Er erklärt uns sehr klar, dass wir mit wiederholter Palliation den Patienten kränker und kränker machen. Es ist ein Teufelskreis, der den Arzt immer stärkere und stärkere Drogen zur Hand nehmen lässt, während jeder erreichte Verbesserung immer kürzer ausfällt.

Warum also Palliative wiederholen? Weil es aussieht, als würden sie helfen. Hahnemann schreibt in A.63 „...daß im ersten Momente der Einwirkung des opponirten Palliativs die Lebenskraft von beiden nichts Unangenehmes fühlt, (weder von dem Krankheits- noch vom entgegengesetzten Arzneisymptome)... Die Lebenskraft fühlt sich in den ersten Minuten wie gesund..." [6] Der Patient sieht gut aus! Der Patient fühlt sich tatsächlich sehr gut! Wir möchten, dass das wieder passiert und glauben, dass mehr Medizin gebraucht wird. Was könnte mächtiger sein als das — eine nachweisbare Verschreibung für Sucht! Letztendlich ist das Resultat nur größere Krankheit. „Wie wenn in einem dunkeln Kerker, wo der Gefangene nur nach und nach mit Mühe die nahen Gegenstände erkennen konnte, jähling angezündeter Weingeist dem Elenden auf einmal alles um ihn her tröstlich erhellet, bei Verlöschung desselben aber, je stärker die nun erloschene Flamme gewesen war, ihn nun eine nur desto schwärzere Nacht umgiebt und ihm alles umher weit unsichtbarer macht, als vorher." [7]

Der unterdrückte Patient, wenn auch frei von Symptomen, ist auf einem Weg in Richtung Zerstörung

Unterdrückung ist anders, da hierbei das Symptom vollständig verschwindet, sobald das Medikament gegeben wurde. Unterdrückung ist die erzwungene Verschleierung von Symptomen. Wenn der Rest des Falles, andere Symptome eingeschlossen, nicht untersucht wird, würde man diesen Zustand fehlgeleitet als geheilt benennen, da die beeinträchtigenden Symptome verschwunden sind. Aber andere Symptome sind unverändert oder schlimmer, und dem Patienten geht es nicht besser. Der Patient mag anfänglich besser aussehen, da er nicht länger unter den Wirkungen der unterdrückten Symptome leidet, aber wir sehen keine Verbesserung in Energie oder Wohlsein und andere Symptome verbleiben und werden über die Zeit schlimmer. Es ist ein andauernder Effekt, der den Patienten schwächt. Schließlich zeigen sich schwerere oder eventuell sogar lebensbedrohliche Symptome. Die Krankheit ist immer noch präsent, wurde aber tiefer in den Körper gedrückt, mehr in Richtung vitaler lebenserhaltender Organe. Wie Dr. Close, ein amerikanischer Homöopath aus den 1920ern schrieb, „Verschließen sie den Auspuff und eine Explosion wird folgen." [8] Jede Medizin, homöopathische Arzneien eingeschlossen, kann Unterdrückung bewirken, wenn unangemessen verabreicht. Unterdrückung kann in Patienten auch ohne jegliche Medikation stattfinden, ob nun durch heftiges Wetter, plötzliche Furcht oder vermehrte Schwäche hervorgerufen.

Unterdrückung treibt die Krankheit weiter nach Innen.

Das Ziel der homöopathischen Behandlung ist Heilung, die ein organisches Ereignis ist, das vom passenden Arzneimittel initiiert wird. Der ganze Körper ist bei einer heilenden Reaktion involviert. Zuerst einmal sieht es aus, als ob nichts passieren würde. Es gibt eine Verzögerung, bevor der Körper auf die heilende Potenz antwortet. Manche Symptome können sogar leicht verschlimmert werden, da die Arzneien, die wegen der Gleichartigkeit zur Krankheit des Patienten gegeben wurde, die bestehende Krankheit überhöhen. Doch dann passiert das Magische. Der Patient wirkt friedvoller, ruhiger, ein wenig „höher". Der Enthusiasmus fürs Leben kehrt zurück, es gibt einen Zustrom von Energie, und Tiere, die sich vorher isoliert haben, kommen wieder hervor, um Gesellschaft zu suchen. Über die Zeit hinweg werden diese Veränderungen ausgeprägter, bis schließlich offenkundig sichtbar ist, dass etwas Gutes passiert.

Heilung erlaubt unseren Tieren, das Leben in vollen Zügen zu leben.

Wer tut was? Die anklingende Potenz, oder die Arznei, bewirken die erste Aktion, wie in A. 63 beschrieben: „Jede auf das Leben einwirkende Potenz, jede Arznei, stimmt die Lebenskraft mehr oder weniger um, und erregt eine gewisse Befindens-Veränderung im Menschen auf längere oder kürzere Zeit. Man benennt sie mit dem Namen: *Erstwirkung.*" [9] Danach reagiert die Lebenskraft auf diesen ersten Aufprall, oder die Erstwirkung, mit einer Gegenaktion, oder Nachwirkung, die die Last der Krankheit im Körper reduziert. Aus A. 63 „Diese Rückwirkung… ist eine automatische Thätigkeit derselben (Lebenskraft)." Die Arznei lässt den Prozess beginnen, der Körper beendet ihn. Heilung wird nur erreicht, wenn die Lebenskraft in aktiver Teilnahme ist.

Die Stärke einer kurativen Arznei kann mit der der Sonne verglichen werden. Stellen sie sich eine brennende Kerze in einem dunklen Raum vor. Spärliche Beleuchtung, nicht wahr? Aber wenn die Sonne aufgeht, verblasst das Licht der Kerze im Vergleich zu nahezu nichts. Ebenso ist die Stärke der Krankheit (die Kerze) nichts im Vergleich zur tiefgehenden, heilenden Rückwirkung der Lebenskraft, die durch das Heilmittel stimuliert wird.

Während dem Verlauf der Heilung bringen kurative Arzneien oft alte, nicht ausgeheilte Symptome wieder hervor. Dies ist ein gutes Zeichen und bedeutet, dass die Lebenskraft in der Tiefe eine wahre Hausreinigung stattfinden lässt. Die Heilung mag zwar vom Arzneimittel angestoßen worden sein, wird aber nun strikt von der Lebenskraft gelenkt. Es ist ein anhaltender Prozess, der unsere Tiere zurück ins Leben bringt.

• • •

Wir wissen jetzt, was in unseren Tieren behandelt wird, wie die Homöopathie arbeitet und wie Arzneimittel hergestellt werden. Ebenso, was nach der Gabe einer Arznei passiert. Lassen sie uns nun zum Vorgang der Arzneiauswahl während der Fallbearbeitung gehen. „Warum noch mehr studieren?", mögen sie fragen. Wenn sie die Schritte verstehen, die der Homöopath unternimmt, um das Arzneimittel zu wählen und die chronische Krankheit zu behandeln, dann werden Sie zu einem tatkräftigeren Teilnehmer bei der Behandlung ihrer Tiere. Da wir als Tierärzte nicht-sprechende Patienten behandeln, sind wir darauf angewiesen, dass Sie als Vertrauter Ihres Gefährten uns die bestmöglichen Informationen zukommen lassen, bevor wir auch nur beginnen, über die rechte Behandlung nachzudenken. Sie sind Ihres Tieres bester Anwalt und auch die Person, die es von Innen und Außen kennt. Wenn Sie also verstehen, welche Informationen Ihr Homöopath von Ihnen benötigt und wie er diese verarbeitet, um die bestmögliche Behandlung zu geben, dann werden sie in der Lage sein, kompetenteste und effektivste Hilfe dabei zu leisten, ihre geliebten Gefährten wieder gesunden zu lassen. Hier beginnt der eigentliche Spaß! Aber zuerst noch zwei weitere Fälle, die den Erfolg, selbst bei sehr schwerer Krankheit, illustrieren. Der erste Fall zeigt, wie effektiv Homöopathie selbst bei bestehender, traditioneller Medikation sein kann.

Solly, ein Fall von felinem Harnverhalt

Solly war eine fünf Jahre alter, domestizierter Kurzhaarkater, als er in seiner Auffahrt (sein Lieblingsplatz um herumzuhängen) schwach und krank aufgefunden wurde. Das war im August 2006. Am Morgen hatte er etwas Husten gehabt und wollte nicht trinken. Er war den ganzen Tag über draußen gewesen. Ein Trauma befürchtend, empfahl ich einen sofortigen Besuch in der nächsten veterinären Klinik. (Solly lebte recht weit entfernt, so dass ich ihn nicht gleich in meiner eigenen Praxis empfangen konnte.) Seine Harnröhre war vollständig blockiert und er konnte keinen Urin absetzen.

Diese Art von Blockade ist ein Notfall. Da Solly normalerweise draußen uriniert und nicht in einer Katzentoilette im Haus, war sein Zustand unbemerkt geblieben, bis er nahezu komatös war. Er brauchte dringend lebensrettende Maßnahmen, bevor er nach Hause zurückgeschickt und homöopathisch behandelt werden könnte. Wäre es mir möglich gewesen, in die Klinik zu fahren, hätte ich ihn dort deblockieren und direkt mit der homöopathischen Behandlung beginnen können, aber seine einzige Option war eine traditionelle Klinik, um sein Leben zu retten.

Ich machte mir wegen der Schwere und der Plötzlichkeit seiner Symptome große Sorgen um Solly. Normalerweise beginnt diese Art von Krankheit mit Episoden von Pressen oder blutigen Urin, löst sich zwischenzeitlich spontan wieder, bevor der Patient dann eine etwas schwerere Attacke hat. Schließlich, nach vielen solchen Anfällen, entwickelt der Patient dann einen vollständigen Verschluss, der dann einen eiligen Besuch beim Tierarzt notwendig macht, um die Harnröhre zu katheterisieren oder manchmal direkt zu operieren und so die Verengung aus der Harnröhre zu entfernen. Solly hatte keine früheren Episoden milderer Art erlitten — stattdessen war er direkt in den Notfallzustand mit vollständigem Verschluss geraten. Seine Lebenskraft war sehr schwach.

• • •

Bei der Aufnahme in die allopathische Notfallklinik wurde Solly katheterisiert, damit er urinieren konnte und ein Blutbild wurde erstellt. Seine Nierenwerte waren viermal höher als normal, was eine Fehlfunktion dieser Organe vermuten ließ. Drei Tage später, nach Dialyse, waren seine Werte auf doppelt so hoch wie normal gesunken. Das zeigte, dass die Nieren auf die Behandlung und das Entfernen des Verschlusses ansprachen und dass der Schaden wahrscheinlich reversibel war. Gute Neuigkeiten! Schließlich wurde sein Katheter entfernt und er konnte wieder selbstständig urinieren. Solly wurde nach Hause geschickt.

Zu Hause aber war er nicht er selbst. Er wollte nicht hochgenommen oder berührt werden, er wollte nicht in seinem Bett schlafen. „Alles an ihm ist ganz langsam". Er läuft „tapp... tapp...". Er bewegte sich nicht aus der Einfahrt weg, selbst wenn ein Auto kam. Er verlor große Mengen an Fell und hatte viel weiße Schuppen.

Das Hauptziel der Behandlung war nun, eine Wiederholung des Verschlusses, wie sie bei männlichen Katzen üblich ist, zu verhindern. Mit Homöopathie kann ich die *Tendenz* zum Verschluss behandeln, und muss nicht abwarten, bis dieser wieder auftritt. Zudem wird er sich nicht nur schneller von seinem bestehenden Zustand erholen, sondern auch das zukünftige Wiederauftreten wird, sofern der Fall, weniger schwer und seltener sein, bis er schließlich keine Schwierigkeit mehr mit dem Urin hat. Homöopathie dreht den Verlauf der chronischen Krankheit um.

Die Schwierigkeit bei Harnverhalt ist, dass die Symptome meist sehr allgemein sind und nicht auf ein spezielles Arzneimittel hinweisen. (Siehe auch das Kapitel ‚Fallanalyse‘ für weitere Einblicke zum Thema „Symptome, die auf eine kurative Arznei hinweisen“.) Das macht es gerade noch wichtiger, Sollys Fall als Ganzes zu betrachten, um zu entscheiden, welches Arzneimittel das Beste für ihn wäre. Glücklicherweise gibt es begleitende Symptome (Symptome, die zur gleichen Zeit miterscheinen), die Sollys Fall näher charakterisieren. Er hatte Husten. Auch hatte er fürchterliche Angst vor Gewittern und rannte dann panisch in die Garage, um sich zu verstecken, wurde dabei „fast katatonisch“. Dieses letzte Symptom war neu, was es noch nützlicher zu Charakterisierung seines bestehenden Zustandes machte. Der Klient gab weiterhin an, dass Solly keinen Augenkontakt herstellte, wenn er mit der Familie interagierte (nicht neu) und beschrieb ihn als „süß, aber nicht behaglich“. Darüber hinaus war sein Urin in der Klinik sehr blutig gewesen.

Gesamt gesehen war Solly sehr wenig reaktiv. Er hatte nicht auf den Verschluss reagiert (er wurde nie dabei gesehen, wie er versuchte zu urinieren), er reagierte nicht bei der Behandlung und ebenso wenig darauf, wieder zu Hause zu sein. Nachdem ich also seine Zeitachse und Symptomenliste erstellt hatte (wie im Kapitel ‚Fallaufnahme‘ beschrieben) studierte ich seinen Fall und fand Sulfur (auch Sulphur geschrieben) am passendsten. Nicht nur traf diese Arznei Sollys Symptome, sie ist außerdem dafür bekannt, Patienten zu helfen, die blockiert sind und auf nichts Reaktion zeigen. Ich verschrieb Sulfur in D30, diese Potenz hatte ich zur Hand, und ließ meinen Klienten außerdem eine C30 (eine höhere Potenz) besorgen, um diese bereit zu haben.

· · ·

Nachdem ein Fall studiert wurde, sucht der Homöopath das Arzneimittel, das mit den Symptomen am weitgehendsten übereinstimmt. Dies wird mit Hilfe eines Referenztextes, genannt Repertorium, durchgeführt, welches einen Index aller möglichen Krankheitssymptome und die damit verbundenen Arzneimittel enthält. Viele Praktizierende haben Repertorien in Form eines Computerprogramms, das die Arbeit weniger zeitaufwendig macht. Nachdem eine Liste möglicher Arzneimittel erstellt ist, wendet sich der Homöopath der Materia Medica zu, um die Auswahl zu verifizieren. Materia Medica sind Bücher oder auch im Computerprogramm enthaltene Texte, die in unglaublicher Detailgenauigkeit die Beschreibung der Symptome eines jeden Arzneimittels beinhalten. Manche Materia Medica organisieren die Symptome gemäß der Lokalisation im Körper, andere wiederum gruppieren diese Symptome in einer Liste für jedes Arzneimittel. Hier ist eine Auswahl der Beschreibungen verschiedener Materia Medica zu Sulfur. Bemerken Sie, wie genau diese Auswahl Sollys Krankheit portraitiert:

Sulfur:
[W]ill Nicht angesehen werden ....[11]
Urogenitale Organe: Harnverhalt ... mit Entleerung von blutigem Urin....[12]
Nervensystem: Fühlt sich müde und verbraucht, nicht ausgeruht am Morgen... Mattigkeit: am Morgen; am Abend; nach Gehen mit Schläfrigkeit. Schwäche: nach kurzem Spaziergang; nach einem Stuhl; nachmittags. Erschöpfung des ganzen Körpers; sehr starke ohnmächtige Schwäche; Unbehagen .[13]
...geht ihm immer schlechter vor einem Sturm.[14]

Das Arzneimittel Sulfur hat Sollys Abneigung dagegen, angeschaut zu werden, zusammen mit seiner Müdigkeit, seiner Schwerfälligkeit und seinem Mangel an Reaktion. Auch geht es Sulfur Patienten bei Sturm schlechter, was definitiv auf Sollys Furcht passt. All das, was ein mentales Symptom verschlimmert, ist sehr hilfreich für die Beschränkung der Auswahl der Arzneien. (Für weitere Einzelheiten über Aggravation (Verschlimmerung) lesen Sie bitte im Kapitel ‚Fallanalyse' unter „Modalitäten" nach.)

. . .

Zusätzlich zu den Antibiotika aus der Notfallklinik bekam Solly Phenoxybenzamine, die die Harnröhre entspannen. (Einzel-Symptom-Therapie). Mein Bemühen war es, ihn langsam von den traditionellen Medikamenten abzusetzen, damit er genug Energie mobilisieren würde, um auf eine homöopathische Arznei zu reagieren. Am Abend war Solly immer noch groggy, so dass sein Schutzbefohlener ihm Sulfur C30 verabreichte. Nach dieser Gabe entspannte er sich, fing an zu schnurren und fraß sein Abendessen „mit Genuss". Zwei Tage später hatte er Anstrengung beim Urinieren und peitschte gereizt mit dem Schwanz. Obgleich schmerzlich, so konnte man dies doch als Verbesserung seiner allgemeinen Vitalität betrachten. Er reagierte nun stärker und sichtbarer auf seinen Zustand, statt einfach nur darnieder zu liegen und sich auf den Tod vorzubereiten. Ich überprüfte nochmals die Materia Medica von Sulfur und fand auch diese neuen Symptome im Mittel präsent. Hier sind diese aufgelistet, um zu zeigen, dass die Arznei immer noch Solly entspricht:

Harnwegsorgane: Wiederkehrende Anstrengung zu urinieren, bringt aber nur einige Tropfen hervor... Urin fließt in kleinen Tröpfchen aus der Harnröhre... anhaltender schmerzhafter Drang zu urinieren, mit anhaltenden Ausfluss einiger Tropfen von Urin.... [15]

. . .

Ich empfahl, Solly sollte nochmal zu seiner lokalen Tierärztin gebracht werden, um sicher zu gehen, dass er keinen wiederholten Verschluss hatte. Auf dem Weg dorthin urinierte er in den Schoß seines Halters. Das bedeutete, dass er nicht blockiert war. Notfall abgewandt! Nichtsdestotrotz verschrieb die Ärztin Valium (ein Sedativum zur Muskelrelaxion, das den Muskeln der Harnröhre beim Entspannen helfen soll) und Tagamet (zur Reduzierung der Magensäure, was ein begleitendes Problem von Nierenkrankheiten sein kann). Die Veterinärmedizinerin tat ihrem Wissen nach das Beste, genauso wie ich es gemacht hätte, bevor ich Homöopathie kennenlernte, und behandelte jedes Symptom mit einem eigenen Medikament. Sie war nicht dafür ausgebildet, das innewohnende Ungleichgewicht, das die Krankheit verursachte, zu behandeln.

Mein Klient nahm ihn mit nach Hause und rief mich an. Wir setzten das Phenoxy ab, legten das Valium und Tagamet beiseite und warten einfach ab. Es gab ja ausreichend Anzeichen dafür, das Sulfur immer noch half, wie seine Reizbarkeit, seine Bemühungen, zu urinieren (neu bei diesem Anfall!) und sein schließliches Urinieren gezeigt hatten. Seine Lebenskraft war erwacht und er begann endlich zu reagieren! An diesem Abend wirkte er behaglicher und war umgänglicher. Solly kam langsam aus dem Nebel der Medikation heraus. Seine Testergebnisse zeigten aber weiterhin, dass seine Nieren Protein ausschieden, was anzeigte, dass ihre Fähigkeit, den wertvollen Nährstoff zu erhalten, immer noch eingeschränkt war.

Sechs Tage später hatte er immer noch Episoden von dranghaften Bemühungen und hinterließ kleine Flecken von Urin überall im Haus. Anstatt des völligen Rückhaltes und einem nahezu komatösen Zustand reagierte er nun mit einer nicht lebensbedrohlichen lokalen Entzündung auf seine Krankheit. Er kämpft um seine Heilung, doch seine Lebenskraft brauchte noch etwas Zeit. Ich sandte ihm Sulfur LM1, zur möglichen Gabe, aber er braucht es nicht mehr. Zwei Tage später ging es ihm viel besser, er besuchte seine Familie morgens im Bett, war bereit zu fressen und war aufgeweckt und munter. Seine Blutwerte hatten sich verbessert. Über die nächsten Monate hinweg ging es ihm allgemein gut, mit gelegentlichen Anfällen von Erbrechen und so exzessivem Hunger, dass er seine Familie biss, bis sie ihn morgens fütterten. Sein Urin wurde konzentrierter bis hin zu dem, was für Katzen normal ist, und seine Nieren schieden nicht länger Protein aus. Seine Blutwerte kehrten schließlich aufs Normalmaß zurück.

In den nächsten Monaten hielt ich Solly in besonderer Beobachtung, damit ich keinen Anfall von ihm verpassen würde. Im Dezember wurde Sulfur C30 wiederholt, später wurde ihm Sulfur in C200 gegeben, als er vermehrten Durst zeigte, nicht mehr schlief und wieder nicht mehr gestreichelt oder angefasst werden wollte. Zu dieser Zeit war sein Fell dünn und er versteckte sich. Das gleiche Arzneimittel ließ ihn jedes Mal eine

Kehrtwende machen. Sollys Heilung war schließlich abgeschlossen und er „sprintete munter die Einfahrt herauf, mit hoch erhobenem Schwanz!"

Solly erlebte noch weitere sechs Jahre und sieben Monate, mit unregelmäßigen Gaben seiner Arznei, wenn er sie brauchte. Einen Verschluss hatte er nie wieder. Er wurde im Alter von zwölf Jahren euthanasiert, nachdem er eine plötzliche Krankheit entwickelte, die sich rapide entwickelte und niemals diagnostiziert wurde. Zu dieser Zeit waren seine Nierenwerte „nicht allzu schlecht", trotz schwerer Dehydration. Wenn Ihre Zeit gekommen ist, durchlaufen mit Homöopathie behandelte Patienten den Sterbeprozess meist leichter und schneller. Ohne Autopsie können wir Sollys Todesursache nicht bestimmen. Trotz allem lebte er bis an sein Ende ohne weitere Probleme des Harntraktes. Er hatte immer noch Angst vor Gewittern, war aber ruhiger als vor der homöopathischen Behandlung. Wie seine Halter über ihren geliebten Kater sagten, „hatte er mit dieser exzellenten Versorgung ein viel gesünderes und längeres Leben."

· · ·

Je früher Heilungswiderstände (unterdrückende Medikation) entfernt werden, umso schneller kann Heilung erfolgen. Die Lebenskraft kann nur als Einheit agieren. Wenn unpassende Medikamente angewandt werden, ist die Lebenskraft mit dem Versuch zu reagieren beschäftigt, lässt Veränderung unter Druck stattfinden, produziert neue, von der gegebenen Droge initiiere Symptome (Nebenwirkungen) und verändert ganz generell ihren Zustand weg von dem, der vor der Einnahme der Droge herrschte. Dieser veränderte Zustand ist nicht notwendig und auch nicht unbedingt eine gute Richtung. Hahnemann schreibt über Drogen, die anhand eines einzelnen Symptoms verschrieben wurden: „Ungleich häufiger, als die natürlichen, sich in demselben Körper zu einander gesellenden und so complicirenden, unähnlichen Krankheiten, sind jene Krankheits-Complicationen, welche das zweckwidrige, ärztliche Verfahren (die allöopathische Curart) durch langwierigen Gebrauch unangemessener Arzneien zuwege zu bringen pflegt. Zu der natürlichen Krankheit, die geheilt werden sollte, gesellen sich dann durch anhaltende Wiederholung des unpassenden Arzneimittels die, der

Natur dieses letztern entsprechenden neuen, oft sehr langwierigen Krankheitszustände, welche mit dem, ihnen unähnlichen chronischen Uebel (was sie nicht durch Aehnlichkeits-Wirkung, das ist, nicht homöopathisch heilen konnten) sich allmälig zusammenpaaren und compliciren, zu der alten eine neue, unähnliche, künstliche Krankheit chronischer Art hinzusetzen, und so den bisher einfach Kranken doppelt krank, das heißt, um vieles kränker und unheilbarer, bisweilen ganz unheilbar machen, ja selbst oft tödten." [16] Wird einem einzelnen Symptom entgegengewirkt (wie eben mit Valium oder Tagamet), reagiert der Körper mit dem Versuch, eben jenes Symptom noch kräftiger zu erzeugen, oder die Lebenskraft ist zu schwach und ein anderes, schwerwiegenderes Symptome tritt an seiner Stelle zutage. Dann wird eine weitere Droge auf dieses neue Symptom hin verschrieben. Dies wiederum schwächt die Lebenskraft eventuell so sehr, dass sie nicht länger das Gleichgewicht aufrecht erhalten kann. In Sollys Fall war der Tod nahe.

· · ·

Hier ist ein weiterer Fall, bei dem sich konventionelle Medizin und Homöopathie vermischt. Diese gemischten Situationen können auch für Sie und Ihre eigenen Tiere entstehen, da wir bisher kaum homöopathischen Vollzeit-Kliniken haben, die im Notfall oder bei Bedarf einer dringenden Operation zur Verfügung stünden. Dieser Fall beschreibt den Gebrauch der Homöopathie nach Operation, wenn der Patient sich nicht wie erwartet erholt.

Ruthie, die Hündin, die eine Walnuss verschluckt hatte

Ruthie ist eine fünf Jahre alte Airedale Terrierin, die neun Tage nach einer Operation, die sie wegen einer verschluckten Walnuss hatte, zu mir gebracht wurde. Die Walnuss hatte ihren Verdauungstrakt verlegt und musste entfernt werden. Es ging ihr nach der Operation eine Woche gut, dann entwickelte sie Fieber, zusammmen mit Husten und abdominaler Verkrampfung. Sie hatte seit neun Tagen keine Darmbewegungen mehr gehabt! Das ist eine Indikation für einen Ileus (Darmverschluss) oder eine Paralyse der Gedärme. Glücklicherweise hatte Ruthie noch andere Symptome, die dabei halfen, Ihren Krankheitszustand zu charakterisieren.

Ruthies Symptomenliste (wir werden die Aufstellung dieser Symptomenliste im Kapitel ‚Fallaufnahme‘ genauer besprechen):

postoperativ, Verschluss durch einen Fremdkörper
Fieber mit Husten und Spannungen im Bauch
Lethargie
Anorexie
Keine Darmbewegung seit neun Tagen (Ileus)

In Ruthies Fall sind die ungewöhnlichsten Symptome der Ileus zusammen mit dem Husten, während Fieber. Sie beschreiben Ruthies Fall am besten. Der Ileus ist das am meisten beeinträchtigende Symptom, bereitet die größte Sorge und könnte weiterhin die Quelle für die anderen Symptome sein. Es ist normal, nach einer Operation lethargisch zu sein, besonders, wenn sich die Bauchorgane noch nicht erholt haben. Es ist außerdem normal, nach einer solchen Operation Bauchschmerzen zu haben. Doch wenn dieser Schmerz sich so auffällig zeigt und hervorsticht, dann ist er ein gutes Symptom, um auf ein Arzneimittel hinzuweisen. Beispielsweise bewegte sich Ruthie dauernd wegen dieser Schmerzen, knurrte, wenn ihr jemand zu nahe kam, versuchte Kot abzusetzen, hörte aber fiepend mit dem Bemühen auf, sobald der Schmerz einsetzte. So wird dieser Schmerz sehr zentral in ihrem Fall.

Das Arzneimittel, das auf alle ihre Symptome passt oder ihnen am nächsten kommt, ist Phosphorus. Hier im Folgenden, was in der Materia Medica über Phosphorus zu lesen ist:

Fieber: ...mit Bedrückung in der Brust und schwieriger Atmung... Quälender Husten, mit dickem, gelbem oder rötlichen Auswurf... bedrohliche

Paralyse der Lungen; Koma, mit heißem Atem und Rasseln, als ob große
  Mengen von Schleim in den Lungen rasseln würden....[17]
Abdomen: Peritonitis mit Tympanitis [gasige Aufblähung]; Abdomen ist
  sehr empfindlich auf Berührung... scharfe schneidende Schmerzen;
  Paralyse der Eingeweide.[18]
Boericke: ...postoperatives Erbrechen ....[19] (Dies war wichtig zu bemerken
  denn selbst wenn Ruthie nicht erbrach, so traten ihre Symptome doch in
  einem postoperativem Zustand auf.)
Allen: Lähmung der Gedärme.[20]

Manche Symptome der Materia Medica kommen aus geheilten Fällen
und mischen sich mit denen aus Arzneiprüfungen, wie im Kapitel „Was heilt
Homöopathie" beschrieben. Wenn eine Arznei sich wiederholt als nützlich
in der Praxis erwiesen hat, werden die Symptome des geheilten Patienten
dem Arzneimittelbild hinzugefügt. Diese Informationen erweitern die
veterinäre Materia Medica enorm, wie es potenziell irreführende nicht-
humane Prüfungen (an Tieren) nicht könnten. Beispielsweise nahm
Boericke „postoperatives Erbrechen" in seiner Materia Medica auf, weil er es
als hilfreich für diesen Zustand befand. Dies erweitert die Nützlichkeit der
Materia Medica enorm, denn oft haben Patienten schwerere Symptome als
wir sie je in einer Prüfung zu sehen bekämen.

• • •

Phosphorus kommt Ruthies Leiden am nächsten. Also verschrieb ich
Phosphorus in C30 als Einzelgabe und schon nach einer halben Stunde
begann sie sich zu bewegen. Sie lief aus dem Garten heraus, hatte normale
Darmbewegungen und dann fraß sie. Drei Monate später erhielt ich die
Nachricht „Hat nicht mehr aufgehört, seit die weißen magischen Pillen
gegeben wurden!"
Phosphorus hilft bei Fremdkörpern und damit einhergehender
Spannung des Bauches. Wir können nicht sagen, ob sie vielleicht ein weiteres
Problem hatte, das bei der Operation nicht gefunden wurde, oder ob ihr
Körper trotz der Operation einfach nicht heilen konnte und die Schäden,

die die Walnuss verursacht hatte, bestehen geblieben waren, aber es war die rechte Arznei für Ruthie!

. . .

Kapitel 3 Quellverweise

1. "FAQs for the Hahnemann Pharmacy Web Site." Hahnemann Laboratories, Inc., n.d. Web. 5 Sept. 2015. <http://www.hahnemannlabs.com/faq.html>.
2. Hahnemann, Samuel *Organon der Heilkunst* / bearb., hrsg. und mit einem Vorw. vers. von Josef M. Schmidt. - Textkritische Ausg. der von Samuel Hahnemann für die 6. Aufl. vorges. Fassung. - Heidelberg; Haug, 1992
3. *Ebd*, p. 58.
4. *Ebd.*, p. 26.
5. *Ebd.*, p. 58.
6. *Ebd.*, p. 66.
7. *Ebd.*, p. 68.
8. Close S. *The Genuis of Homoeopathy.* New Delhi, India: B. Jain Publishers;1997: 75.
9. *Ebd.* 2, p. 62.
10. *Ebd.*, p. 68.
11. Hering C. *The Guiding Symptoms of Our Materia Medica.* Vol. 10. Paharganj, New Delhi, India: B. Jain Publishers;1995: 179.
12. *Ebd.*, p. 136.
13. *Ebd.*, p. 159
14. Clarke JH. *Dictionary of Practical Materia Medica* from *ReferenceWorks.* [computer program] Version 2.6.6. San Rafael, CA: Kent Homeopathic Associates.
15. *Ebd.* 11, p. 137.
16. Hahnemann, Samuel *Organon der Heilkunst* / bearb., hrsg. und mit einem Vorw. vers. von Josef M. Schmidt. - Textkritische Ausg. der von

Samuel Hahnemann für die 6. Aufl. vorges. Fassung. - Heidelberg; Haug, 1992

17. *Ebd.* 11 (Vol. 8), p. 383.
18. *Ebd.*, p. 349.
19. Boericke W. *Materia Medica with Repertory.* Santa Rosa, CA: Boericke & Tafel, Inc.; 1927: 408.
20. Allen TF. *The Encyclopedia of Pure Materia Medica: A Record of the Positive Effects of Drugs Upon the Healthy Human Organism.* from *ReferenceWorks.* [computer program] Version 2.6.6. San Rafael, CA: Kent Homeopathic Associates.

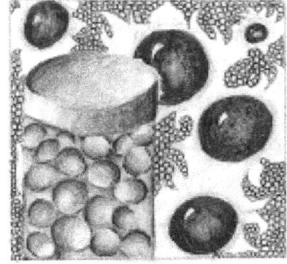

4 – Die Fallaufnahme und die Entwicklung der Patientenakte

"Geschichten wandeln ihre Form, verändern ihren Charakter, nehmen andere Färbungen an, je nachdem, welche Worte benutzt werden oder in welcher Sprache sie erzählt werden. Manchmal eher ernst, manchmal spielerischer, melodischer...." [1]

Die erste Konsultation, die Fallaufnahme, stellt Ihr Tier dem Veterinärhomöopathen vor. Sie kennen Arzttermine, die meistens im Zehn- bis Fünfzehn-Minuten-Takt gesetzt werden, in welchem Sie die Symptome ihres Tieres vorbringen, gefolgt von einer körperlichen Untersuchung. Die homöopathische Erstkonsultation unterscheidet sich davon sehr. Während dieser Termine werden Sie alles über ihr Tier mitteilen. In diesem Gespräch mit dem Homöopathen, genannt „Fallaufnahme", werden alle Aspekte des Patienten besprochen, von den persönlichen Schrullen bis hin zu den physischen Beschwerden und den Krankheiten, auch solchen, die bereits bis in die Kindheitstage zurückliegen. Wie verändert sich das Tier, wenn das Wetter sich ändert? Was passiert, wenn ein Gast zu Besuch kommt? Im Fall eines Pferdes, wie verhält es sich in der Ausstellung? Was geschieht, wenn der Hufschmied kommt? Welche Arten von Behandlungen wurden für den chronischen Husten zuvor gegeben? Wie ist der Appetit? Wie kommt es mit anderen Tieren zurecht? Oder mit Menschen? Wie sah der Ausfluss aus dem Ohr im letzten Jahr aus, wie hat er gerochen?

Die Aufnahme ist eine wunderbare Chance, alles zu teilen, was Sie über Ihren tierischen Gefährten wissen, und zwar mit jemandem, der an jedem Detail interessiert ist. Das mag eine Stunde oder sogar länger dauern, außer Ihr Tier ist sehr jung. Während dieses Termins wird Ihr Homöopath ausgiebig Notizen machen, aufmerksam zuhören und nur dann Fragen stellen, wenn etwas fehlt oder Sie gewisse Bereiche nicht genannt haben. Was Homöopathen dabei tun, ist, Ihr Tier von innen und außen kennenzulernen, damit Sie ein vollständiges Bild davon bekommen, wer Ihr Gefährte wirklich ist. Ohne den Patienten wirklich zu kennen, kann der Homöopath keine passende Behandlung geben. Erfolgreiche Verschreibungen beruhen auf der Grundlage eines gut aufgenommenen Falles.

Dieses Kapitel wird Beispiele für gute Fallaufnahmen zeigen, so dass Ihnen verständlich wird, was Sie von einem guten Aufnahmegespräch erwarten können. Wir werden außerdem darüber sprechen, wie Ihr Homöopath die aufgenommenen Daten verarbeitet, als Vorbereitung zur Auswahl der richtigen Arznei. Indem Sie verstehen, wie die aufgenommene Information aus der Konsultation benutzt wird, werden Sie ein qualitativ hochwertiges Gespräch in seiner Wichtigkeit weit mehr würdigen können. Heutzutage hat quasi jeder Tierhomöopath seine Karriere vormals als konventioneller Tierarzt begonnen, wurde über Jahre darin geschult, die Symptome unabhängig vom Patienten zu behandeln. Wir alle, Tierärzte und Klienten, lernen nun, den Fokus wieder auf die Ganzheit des Patienten zu legen. Je mehr Sie als Klient verstehen, was es bedeutet, einen Fall gut aufzunehmen, umso besser wird der Fall sein.

Ein gut informierter Klient ist der beste Freund des Veterinärhomöopathen.

Komponenten eines vollständigen Falles

Aufnahmegespräch
Zeitachse
Symptomenliste

Was ist der Sinn des Aufnahmegespräches? Ein „Bild" vom Patienten zu bekommen. Das sind die Daten, die der Veterinärhomöopath braucht, um den Patienten mit der Behandlung in Abgleich zu bringen. Als Homöopathen benutzen wir keine Blutbilder, Röntgenaufnahmen oder

Diagnosen, um das richtige Arzneimittel für den Patienten zu wählen. Wir behandeln basierend auf den individuellen Reaktionen des Patienten und ihrer ganz eigenen, einzigartigen Krankheit. Die Reaktionen der Patienten werden durch ihre Symptome angezeigt.

Laborwerte, während für die Festlegung einer Prognose hilfreich, sind doch absolut nutzlos zur Anleitung einer Behandlung.

Nachdem der Patient nach Hause zurückgekehrt ist, beginnt die wahre Arbeit des Homöopathen. Er studiert die Informationen aus dem Erstgespräch zusammen mit den physischen Untersuchungsergebnissen, nimmt die Gesundheitsbefunde samt aller Diagnosen aus der Geschichte des Patienten hinzu und erstellt anhand all dieser Daten eine Zeitachse und eine Symptomenliste für ihren Gefährten. Gespräch, Zeitachse und Symptomenliste zusammen machen die Triade eines komplettierten Falles aus. So wie niemand eine reiche Ernte aus schlechten Samen erwarten kann, so wenig kann eine Verschreibung akkurat sein, wenn die Daten eines Falles unvollständig und die Zeitachse oder die Symptomenliste abgekürzt (oder fehlend!) sind. Die Zeit, die man sich am Beginn des Falles nimmt, wird man sich später ersparen, da das Arzneimittel dann stimmiger ist und das Tier eine schnellere Genesung erfahren wird.

Die Zeitachse, das zweite Bein eines guten Falles, erlaubt es dem Homöopathen, zügig zu bewerten, ob ein bestimmtes Symptom historisch ist, schon lange bestehend oder erst seit Kurzem existent. Die Differenzierung zwischen alten und neuen Symptomen ist entscheidend, denn wenn alte Symptome während der homöopathischen Behandlung zurückkehren, so ist das ein gutes Zeichen. Neue Symptome, auf der anderen Seite, können auftauchen, wenn die chronische Krankheit anstelle der Heilung weiter voranschreitet oder wenn die Potenz der hilfreichen Arznei nicht passend ist. Deswegen ist es von äußerster Wichtigkeit, den Unterschied zwischen einem alten und einem neuen Symptom zu kennen, wenn man den nächsten Schritt in der Behandlung bestimmen möchte. Ich werde die Zeitachse später in diesem Kapitel in noch mehr Einzelheiten erklären, zusammen mit einigen Beispielen von echten Patienten. Wir werden untersuchen, wie Patienten oft in der umgekehrten Reihenfolge heilen, in der sie erkrankt sind. Nehmen Sie den Fall eines Hundes mit Hautausschlägen, die verschwanden, bevor er Durchfall entwickelte, zu welchem Zeitpunkt er dann zur homöopathischen Behandlung gebracht wurde. Dieser Hund wird zuerst Verbesserung bei seinem Durchfall erfahren, dann können aber die Hautausschläge, die er in der Vergangenheit hatte oder ähnlich aussehende, wieder hervorbrechen, alles im Zuge der Heilung.

Das dritte Standbein eines gut aufgenommenen Falles ist die Symptomenliste. Eine akribisch herausgearbeitete Symptomenliste ist die Versicherung dafür, dass nichts während der Folgekonsultationen vergessen oder übersehen wird. Oft ist die Verbesserungen der Symptome subtil und wird zu Beginn übersehen. (Erinnern sie sich an den Unterschied zwischen Palliation und Heilung?) Ein guter Arzt wird periodisch jedes einzelne Symptom überprüfen, um zu verstehen, wie es dem Patienten im Ganzen geht. Subtile Verbesserung in einer Vielzahl von Symptomen ist genauso gut, wenn nicht besser, als eine dramatische Veränderung in nur einem Symptom. Tierarzt und Klient können es nicht riskieren, sich nur auf ein einziges Symptom zu konzentrieren, oder der Fall würde entgleisen. Den Patienten anhand eines (wie schwer auch immer gearteten) Symptoms zu behandeln wäre ein Rückschritt zur allopathischen oder symptomorientierten Praxis und erreichte nicht die gewünschten Resultate. Der Patient erfährt eine Verbesserung nur als Ganzheit, und so müssen all seine Symptome regelmäßig überprüft werden, selbst solche, die seit mehreren Jahren nicht mehr präsent sind. Nur wenn der Patienten als Ganzes mit dem richtigen Arzneimittel in Übereinstimmung ist und der Fortschritt überwacht wird, nur dann werden Sie und Ihr Homöopath bestmögliche Resultate erreichen. Nicht jeder Patient kann gerettet werden, aber die beste Chance für einen guten Ausgang besteht darin, das Tier in seiner Ganzheit im Blick zu haben.

Viele Klienten haben gerne eine Symptomenliste für sich selbst, damit sie wissen, was überwacht werden muss. Die Meinungen zu dieser Praxis gehen auseinander, aber ich finde es eher lohnenswert, Berichte zu bekommen, die darauf basieren, was meine Klienten beobachtet haben, statt nur einzelne Punkte aus der Liste zu streichen. Auf diesem Wege, ich wiederhole das nochmal, wird der Patient als Ganzes betrachtet, nicht als eine Kollektion von Symptomen. Beispielsweise möchte ich vielleicht mehr darüber hören, wie das Verdauungsverhalten und der Appetit sind, aber viel wichtiger noch ist das Gesamtgefühl. Ist da eine Leichtigkeit in den Augen, die vielleicht vor der Verschreibung nicht da war? Kommt Ihr Gefährte angerannt, um Sie zu grüßen, während er vorher einfach auf der Couch weiter schlief, wenn Sie nach Hause kamen? Wenn meine Klienten nur einer Liste folgen, dann habe ich ihre Beobachtungen künstlich auf ein bestimmtes Areal beschränkt und das mag wichtig sein, gibt mir aber nicht das ganze Bild. Geben Sie also an, was Sie sehen und fühlen. Wenn Ihr Homöopath mehr Informationen benötigt als Sie ihm gegeben haben, dann wird er Ihnen die notwendigen Fragen stellen.

Aufnahmegespräch

Als ob man einer Blüte dabei zusieht, wie sie sich öffnet und jedes Blütenblatt sich entfaltet, um die Strahlen der Sonne zu fangen und sich so ein perfekter Zustand von Schönheit einstellt, genau so hat das Gespräch sein eigenes Tempo und seine ganz eigene Gestalt. Als Tierärzte sehen wir unsere Patienten durch die Augen derer, die ihnen am nächsten sind. Dieser Blickwinkel ist unter den medizinischen Berufsgruppen einzigartig, mit Ausnahme derer, die Babys und Kleinkinder behandeln oder Menschen, die keiner Sprache mächtig sind, beispielsweise wegen einer schweren Krankheit oder einer Behinderung. Als Homöopathen müssen wir vor allem zuhören und dabei den Fokus der Konversation sanft und unauffällig auf fruchtbarem Boden halten. Wir möchten, dass unsere Klienten Geschichtenerzähler sind.

Ein guter Homöopath möchte wissen, was Sie über Ihr Tier wissen.

Erwarten Sie von Ihrem Homöopathen nicht, dass er viel spricht. Er möchte Ihre Geschichte hören, Ihr „Bild" des Patienten aufnehmen. Aus der Fußnote von A. 84 im *Organon* erfahren wir: „Jede Unterbrechung stört die Gedankenreihe der Erzählenden, und es fällt ihnen hinterdrein nicht alles genau so wieder ein, wie sie es Anfangs sagen wollten."[2] Der geschichtenerzählende Geist hat einen natürlichen Fluss, von einem Bild zum nächsten, und kurvt um die wichtigen Markierungspunkte der Landschaft herum. Wenn er ungestört bleibt, wird jede Schlüsselinformation bald in Sicht sein.

Ein guter Homöopath wird warten, bis die Geschichte auf natürliche Weise ein Ende gefunden hat, bevor er unterbricht. Wenn das Fließen aufgehört und der Faden der Geschichte sich vollständig entrollt hat, erst dann wird er aus seinem stillen Beobachtungsmodus aussteigen und einige nicht-lenkende Fragen stellen. Nicht-lenkende oder offene Fragen sind solche, die man nicht mit einem klaren „Ja" oder „Nein" beantworten kann. Selbst wenn feinsinnige Fragen eventuell sehr nützliche Punkte hervorbringen können und die Einzelheiten klären, so könnte Ihr Homöopath doch niemals genügend Fragen stellen, um eine nicht beendete Geschichte auszufüllen. Unsere Tiere (ebenso wir selbst!) sind zu komplex, um einfach nur offene Stellen in einem Formblatt zu füllen. Eine kleine, erheiternde Einzelheit einer Geschichte wurde mir vor kurzem genannt (ohne dass ich danach fragte). So wurde mir erzählt, dass mein Patient, ein kleiner Hund, sich immer dann umgehend beruhigte, wenn Klavier gespielt wurde. Außerdem sang er dazu! Wie Dr. Close in *The Genius of Homoeopathy* sagt, „Es ist eine gute Regel, den Patienten sprechen zu lassen und selbst nur wenig während der Untersuchung zu sagen, lediglich führe man ihn zurück zum Subjekt, sollte er abschweifen. Wir mögen vielleicht die Geschichte in Gang bringen, indem wir fragen, Wie und Wann die Schwierigkeiten begannen und wir mögen ihn dazu anleiten, so klar und reich an Einzelheiten wie möglich in der Erzählung der Geschichte zu sein und die Lokalisationen und Beschreibungen seiner Empfindungen genauso wiederzugeben, *wie sie ihm erschienen.* Wir sollten weder lachen noch pedantisch seine Fehler verbessern. Wir sollten ihm weder ‚lenkende Fragen' stellen, noch ‚Worte in seinen Mund legen', sondern ihn Gefühle und Beobachtung in seiner ganz eigenen Weise ausdrücken lassen." [3] Dieselben weisen Worte gelten für das Gespräch mit dem Homöopathen. Sie, der Sie

derjenige (oder diejenige) sind, der am engsten mit dem tierischen Patienten in Verbindung ist, muss die Erlaubnis haben, frei und unbehelligt zu sprechen, so dass das von Ihnen gezeichnete Bild in seiner ganzen Deutlichkeit auftauchen kann, ohne den Einfluss des Homöopathen. Weitere weise Worte von Hahnemann dazu: "Und so läßt sich der Arzt die nähere Bestimmung von jeder einzelnen Angabe noch dazu sagen, ohne jedoch jemals dem Kranken bei der Frage schon die Antwort zugleich mit in den Mund zu legen, oder so daß der Kranke dann bloß mit Ja oder Nein darauf zu antworten hätte; sonst wird dieser verleitet, etwas Unwahres, Halbwahres oder wirklich Vorhandnes, aus Bequemlichkeit oder dem Fragenden zu Gefallen, zu bejahen oder zu verneinen, wodurch ein falsches Bild der Krankheit und eine unpassende Curart entstehen muß."[4] (Hahnemann behandelte Menschen, aber seine Worte, so wie sie in diesem Buch zitiert werden, gelten ganz genauso für den animalischen Patient oder für die Person, die für den Patienten spricht.)
Dr. Alain Naudé, Editor des *Organon*, lehrte mich, dass Faulheit der Schlüssel zur besten Aufnahme eines Falles ist. In anderen Worten, Ihr Homöopath wird sein Bestes tun, *um einfach nur zuzuhören*. A.83: „Diese individualisirende *Untersuchung eines Krankheits-Falles*, ... verlangt von dem Heilkünstler nichts als Unbefangenheit und gesunde Sinne, Aufmerksamkeit im Beobachten und Treue im Aufzeichnen des Bildes der Krankheit." [5]

• • •

Es folgt nun der erste Teil eines Gesprächs aus meiner Praxis, so wörtlich wie möglich wiedergegeben. Wenn Sie dies durchlesen, achten Sie darauf, wie die anfänglich eher abschweifenden Punkte in Wahrheit dabei dienen, die wirklich wichtigen Facetten des Falles herauszukitzeln. Die Worte des Klienten sind als Zitat wiedergegeben, meine Gedanken in eckigen Klammern. Hogarth ist ein sieben Jahre alter, kastrierter, männlicher Labrador Retriever mit einem anhaltenden, blutigen Nasenausfluss, der trotz vieler antibiotischer und antimykotischer Behandlungen unverändert geblieben ist.

• • •

Klientin: „Vor drei Monaten begann Hogarth zu niesen. Zuerst war es ein ekliger Ausfluss. Dann vor kurzem wurde es zu Blut, der ganze Teppich war voll. Als ob jemand ein Messer gehabt hätte, und zwar nicht Hogarth!"

WJ: [So eine lebhafte Beschreibung! Der Fall wird sofort für uns lebendig.]

Klientin: „Röntgenaufnahmen zeigten keinen Tumor, nur eine Vernebelung auf der rechten Seite der Nasennebenhöhlen. Vor einiger Zeit hat er ein paar Stachelschweinstacheln in die Nase bekommen, wir haben sie selbst herausgezogen.."

WJ: [Meine Lauscher stellten sich auf, denn eingelagerte Stachelschweinstacheln könnten natürlich die Ursache der Blutungen sein. Aber eine Unterbrechung zu diesem Zeitpunkt würde den Fokus des Klienten auf das zurückliegende Ereignis anstelle auf den jetzigen Zustand des Patienten richten. Ich versuche also nicht, die Ursache für dieses eine Symptom festzustellen, sondern weiterhin den Patienten als Ganzes zu sehen. Ich mache einfach eine Notiz, um später zu erfragen, wie das passiert ist und überlege währenddessen, ob zusätzliche diagnostische Maßnahmen vielleicht hilfreich sein könnten, um das Vorhandensein eines Stachels zu überprüfen.]

Klientin: „Im letzten Monat begann er, beim Atmen zu gurgeln, nun ist das jede Nacht so."

WJ: [Eine Information, die sehr hilfreich für die Zeitachse ist. Die meisten von uns erhalten keine solch klare Präsentation der einzelnen Sequenzen einer Situation. Hier zeigt sich der Fortschritt der chronischen Krankheit sehr deutlich und wir können nun einschätzen, wie schnell sich Dinge verändern.]

Klientin: „Nun ist der Ausfluss blutig und kommt aus beiden Nasenlöchern."

WJ: [Ich mache eine Notiz, um später nachzufragen welches Nasenloch zuerst betroffen war, denn auch die Seite ist für die Homöopathie wichtig.]

Klientin: "Vor anderthalb Monaten wurde seine Nase trocken. Und er war immer schon schreckhaft bei lauten Geräuschen. Zuerst war der Ausfluss nur auf der rechten Seite."

WJ: [Ah! Frage beantwortet, ohne den Gedankenfluss des Klienten unterbrochen zu haben.]

Klientin: „Letzten Monat hatte er kein Blut mehr, bis gestern."

WJ: [Das ist eine Periode von 3½ Wochen. Wir haben da also eine Periodizität bei diesen blutigen Ausbrüchen. Eine Periodizität zu bemerken ist essenziell für gute Follow-ups (Folgekonsultationen) und ermöglicht, die Wirksamkeit der Behandlung gut einzuschätzen zu können.]

Klientin: „Es ging ihm vielleicht ein wenig besser mit den Antimykotika, aber gerade geht es ihm nicht gut. Hier sind die Medikamente, die er bekommen hat." (Sie zeigt mir eine Flasche mit Rimadyl.)

• • •

Da sie hier langsamer wird und schließlich aufhört zu sprechen, nutze ich die Gelegenheit und befrage sie über seine Medikamente. Sie mögen auf weitere Symptome hinweisen, die sie bisher nicht genannt hat, da dieses Medikament oft älteren Hunden bei Lahmheit verschrieben wird.

Klientin: „Oh ja, die waren für seine Arthritis."

WJ: „Wie hat sich diese Arthritis bemerkbar gemacht?" [Bitte beachten Sie, dass dies eine nicht-direktive Frage ist, die nicht mit einem „Ja" oder „Nein" beantwortet werden kann.]

Klientin: „Eines Morgens hat er nur herumgelegen, gewimmert. Es fiel ihm sehr schwer, auf die Hinterbeine zu kommen. Ich musste ihn an diesem Morgen die Stufen herabtragen. Das ist nach zwei Dosen verschwunden... Am Anfang war der Ausfluss blutig wässrig, aber die letzten drei Male war es schlimmer. Schwere Ausbrüche. Er ist ein sehr beschützender Hund, besonders loyal ist er Dad gegenüber. Er bleibt bei Dad."

WJ: „Wie zeigt er seine Loyalität noch?" [Ich versuche mehr Einzelheiten herauszufinden, ohne eine Vorannahme zu treffen.]

Klientin: „Er reagiert auf Männer, die aus klapprigen LKWs steigen. Eines Tages war Thomas [der Sohn der Klientin] mit ihm im Garten und ein

Mann stieg aus seinem Lastwagen. Hogarth knurrte und attackierte ihn. Er hat gebissen, eine Handvoll Leute gekniffen, wenn sie den Kindern nahe kamen, eben sehr beschützend, aber er hat nie die Haut durchbissen. Erst ist der Vollstrecker, wogegen Rorie [der andere Hund] Alarm schlägt [bringt jeden auf die Beine]. Er hat ein ausgesprochenes Temperament. Trotz allem frisst er gut. Nur manchmal lässt er [ein Futter] aus."

. . .

Nachdem die Geschichte des Patienten aufgenommen ist, dann und nur dann, ist Zeit für Fragen. Ich gehe dann nochmal alles durch, was bisher gesagt wurde, damit jeder Punkt klar aufgezeichnet und komplettiert wird. Ich füge weitere Einzelheiten hinzu, wo immer möglich, wie zum Beispiel die Art des Ausflusses, was jedes Symptom besser oder schlechter macht (das sind die Modalitäten des Symptome, die im Kapitel der Fallanalyse noch näher besprochen werden), Symptome, die zur selben Zeit auftauchten wie andere Symptome (diese Symptome nennt man Begleitsymptome) oder wie jedes spezielle Symptom den Patienten allgemein beeinträchtigt. Symptome, die den Patienten schlimmer plagen, sind gewöhnlich die Wichtigeren des Falles.

Ein guter Befrager hat keine Angst davor, Fragen zu stellen. So beschreibt Dr. Close die Überwindung seiner Bescheidenheit, um im Gespräch mit einem Patienten mit Tuberkulose (in alten Texten Schwindsucht genannt) zu wichtigen Fakten zu gelangen: „Oft denke ich mit Belustigung an meine Gefühle bei der ersten Untersuchung von meinem Präzeptor Dr. Wells zurück, die ich miterlebte. Es war ein Fall von Schwindsucht. Der Teil der Untersuchung, der meine Lachlust anstachelte, war der, in dem es um den Charakter des Sputums (ausgehusteter Schleim) ging. Er fragte ungemein genau nach dessen Farbe, *Geruch*, Konsistenz und *Geschmack*! Es war das erste Mal, dass ich solche Fragen hörte und auch das erste Mal, das mir bewusst wurde, dass solche Fakten für die Auswahl des Arzneimittels von Bedeutung sein könnten." [6]

. . .

Es ist nun an der Zeit, dass ich die Richtung des Gesprächs ein wenig lenke, wie in A. 86 genannt: „Sind die Erzählenden fertig mit dem, was sie von selbst sagen wollten, so trägt der Arzt bei jedem einzelnen Symptome die nähere Bestimmung nach, auf folgende Weise erkundigt...."[7] Ich beginne also nun, die Einzelheiten von allem zu erfragen, das bisher offenbart wurde. Dieser Teil des Gesprächs kann für den Klienten frustrierend sein, da sie eventuell die Einzelheiten der Symptome ihres Tieres vergessen haben. Wenn Ihnen dies passiert, seien Sie versichert, Sie sind nicht allein. Wenn Sie die Antwort auf eine Frage nicht kennen, sagen Sie dies einfach. Alles, an das Sie sich erinnern, ist hilfreich.

Lassen sie uns also zurück zu Hogarth gehen. (Einige Fragen und Antworten wurden ausgelassen aufgrund negativer Antwort.)

WJ: „Wann wurde Hogarth von dem Stachelschwein getroffen?" und „Wann hat die Arthritis begonnen?" und „Was hat denn sonst noch Probleme bereitet, wenn er unter der Arthritis litt?" (Natürlich während der Pausen zwischen jeder Frage, um die Antwort aufzunehmen.)

Klientin: „Als die Schwierigkeiten mit der Arthritis begannen, konnte er die Treppe nicht hinuntersteigen."

WJ: „Wie war es für ihn, Treppen zu steigen?" und „Welche Arten von Geräusch stören ihn und was genau macht er, wenn er sich erschreckt?" und „Wie genau sah sein Nasenausfluss aus, als er zum ersten Mal auftrat?"

Klientin: „Ein grünliches, trübes, klebriges Geschmiere."

WJ: [Das ist interessant, denn der Grund, warum die Klientin zu mir kommt, ist Hogarths blutiger Nasenausfluss. Es ist sehr hilfreich zu wissen, dass die Dinge zu Beginn anders aussahen. Oft ist die frühe Form eines Symptoms spezifischer für die passende Arznei als die spätere Ausführung desselben. Nun kann ich danach fragen, wie sich der Ausfluss über die Zeit verändert hat und wann diese Veränderung passiert ist. Wann hat er das Rimadyl bekommen? Wann bekam er seine antimykotischen Medikamente? Und zuletzt, wann wurden die letzten Dosen dieser Medikation gegeben?]

• • •

Sehen Sie, wie jede Frage fehlende Teile der Daten aufspürt? Wir gehen nicht zu etwas Neuem über, wir betrachten nur alles, was gesagt wurde, noch einmal und versuchen das Bild zu vervollständigen, so sehr es eben geht. Hier im Folgenden einige Fragen, die der Homöopath benutzen könnte, um die Daten, die Sie bisher genannt haben, zu vervollständigen (entnommen aus A.89 des *Organons*): „Wie oft kommt diese, wie oft jene Beschwerde; auf welche jedesmalige Veranlassung kommt sie? Im Sitzen, im Liegen, im Stehen oder bei der Bewegung? Bloß nüchtern, oder doch früh, oder bloß abends, oder bloß nach der Mahlzeit, oder wann sonst gewöhnlich?"[8] Sehen Sie, wie diese Fragen Informationen hervorziehen? Keine von ihnen kann mit einem einfachen Ja oder Nein beantwortet werden. Die Einzelheiten sind immer flüchtig, aber ein erfahrener Homöopath wird Ihnen helfen, sich daran zu erinnern.

Einzelheiten sind das Gold des Homöopathen.

Nach dem Hogarths Geschichte nun erzählt ist und all die Einzelheiten vollständig verstanden und wahrgenommen wurden, erforsche ich die anderen Areale genauer, die im ersten Teil des Gesprächs nicht genannt wurden. Einer Spirale gleich höre ich jedes Mal erst genau zu, wenn ein neues Symptom entdeckt wird, und frage dann leitend weiter, um die Informationen des Falles zu komplettieren.

WJ: „Woher haben Sie ihn?"
Klientin: „Aus dem Tierheim. Sein früherer Besitzer war gestorben und die Freundin des Sohns brachte ihn dorthin."
WJ: "Hatte er irgendwelche anderen Krankheiten?"
Klientin: „Er war niemals kränklich, nicht einmal jetzt. Er schnarcht in der Nacht, seit er krank ist. Er ist ein guter Wasserhund, er ist immer der Erste im Wasser. Er ist auch gut darin, Stöckchen zu schnappen. Wir nennen ihn Eeyore. Er lässt es zu, dass die Kinder ihm etwas anziehen. Mit Rorie

kommt er super zurecht, gleich von Anfang an war das so. Er kann schon mal knurren, wenn er sich aufregt, weil jemand an der Tür ist, aber er wird nicht sauer, wenn Rorie ihn herumschubst."

WJ: „Wie schläft er?"

Klientin: „Manchmal muss er mitten in der Nacht aufs Klo. Ins Haus hatte nur ein oder zweimal gemacht, kaum eigentlich. Er hat vergrößerte Nieren."

WJ: „Wie ist sein Durst?"

Klientin: „Normal."

Ein Homöopath wird Sie oft fragen, was Sie eigentlich mit „normal" meinen. Das ist keine Herausforderung, es ist eine Bemühung um Klarheit. Meine Definition von „normalem Durst" kann sehr verschieden sein von Ihrer Definition von „normalem Durst". Es geht nicht darum, wer Recht hat, sondern darum, herauszufinden, was der Patient wirklich tut. Klarheit verlangt die Vermeidung von Annahmen.

Klientin: „Er trinkt dauernd, es macht auch keinen Unterschied, welche Temperatur das Wasser hat."

WJ: „Wie beeinflusst ihn die Veränderung des Wetters?"

Klient: „Er mag es nicht, bei Regen rauszugehen, aber er geht. Bevor die Arthritis begonnen hat, musste er schon manchmal die Treppen runter getragen werden. Es hat ihm immer schwer zu schaffen gemacht, Treppen hinabzusteigen. Er kam auch am Morgen schwer auf die Hinterläufe hoch. Jetzt kommt er ganz gut herunter."

WJ: [Ich mache eine kurze Notiz, damit ich ihr später sage, dass unterdrückte Symptome während der Behandlung zurückkehren können.]

Klientin: „Wo wir früher gelebt haben, hatten wir fünf Morgen privates Land zum Herumwandern, er ist aber nie alleine losgezogen. Aber er hat immer versucht, sich unter dem Maschendrahtzaun durchzugraben und eines Tages hat er sich sogar den Rücken dabei zerschnitten. Houdini. Dann sitzt er auf der Veranda. Er will einem nicht von der Seite weichen."

WJ: „Wie hat er den Umzug ins neue Haus verkraftet?"
Klientin: "Bestens, er hatte eine gute Zeit."
WJ: „Hat er ein Lieblingsfutter?"
Klientin: "Nein ."
WJ: „Hat er irgendwelche Probleme mit den Ohren oder den Augen?"
Klientin: „Nein."
WJ: [Ups, Sie können hier sehen, dass ich eine Reihe von „Ja oder Nein" Fragen stellte und dass ich daher auch sehr spärlich Antwort erhalte. Besser wäre es zu Fragen "Wie geht es seinen Augen und Ohren?" und "Was ist sein Lieblingsfressen?" Aber ich kann immer noch einmal dorthin zurückkehren.]
Klientin: „Sein Atem stinkt, wir haben das ein paar Mal bemerkt."
WJ: „Wie ist seine Verdauung?"
Klientin: „Er erbrach Teile von Kaninchen, wenn er wieder mal welche von der Katze gestohlen hatte, das war noch im anderen Haus. Er kommt mit der Katze gut zurecht und jagt sie im Spiel, wenn er es gesagt bekommt."
WJ: „Wie ist seine Haut und sein Fell?"
Klientin: „Er haart sehr, sehr stark, besonders im Frühling, da sind überall im Haus Haare, Wollmäuse. Er hat keine Schuppen. Wenn er draußen ist, steckt er seine Nase überall in den Boden, beschnüffelt jeden Platz."
WJ: [Bemerken Sie, wie manche Dinge genannt werden, die sehr wichtig für den Fall sind, wie zum Beispiel das Haaren des Patienten. Dies wurde ganz natürlich und spontan vorgebracht, nicht als Antwort auf eine Standardfrage. Und Wollmäuse? So eine lebendige Sprache!]

Sehen Sie, wie ich um den Körper reise, organisiert wie eine physische Untersuchung? Systematisch erforsche ich Schlaf, Durst und Appetit, Geruch, Trainingserfahrungen, Reaktionen auf unterschiedliches Wetter, Ereignisse wie Husten, Niesen, Erbrechen oder Durchfall, das Verhalten mit den Kindern und mit Fremden, genauso wie einzelne Körperteile und Funktionen (Augen, Ohren, Nase, Zähne, Zahnfleisch, Atem, Atmung, Verdauung, Kot und Urin, Haut und Fell, Analdrüsen, Gangart und auch Füße und Nägel). Ich frage außerdem, wie hoch sein allgemeines

Energieniveau und die Aktivität ist, wie der Hund den Spaziergang genießt oder sich bei Autofahrten verhält. Wie er auf andere Tiere reagiert oder Disziplin annimmt, ob er die Katze jagt oder nicht und wie er seine Zeit verbringt, wenn er alleine ist. Wenn es Sie interessiert, welche weiteren Bereiche der Homöopath erforscht, lesen sie die Fußnoten der Aphorismen 88 und 89, um mehr Anregungen zu erhalten: „Wie ist es mit dem Stuhlgange? ... Wie ist es mit dem Schlafe, bei Tage, bei der Nacht? Wie ist sein Gemüth, seine Laune, seine Besinnungskraft beschaffen? Wie ist es mit dem Appetit, dem Durste? Wie ist es mit dem Geschmacke, für sich, im Munde?..."[9]

Klientin: „Zuerst ging es ihm nachts nicht schlecht, er nieste ein wenig und kam hervor. Keine Hautausschläge, keine Beulen oder Warzen. Er hat Zeckenmittel drauf."

WJ: „Mag er lieber wärmeres oder kühleres Wetter?"

Klientin: „Er hat keine Präferenzen für ein bestimmtes Wetter oder eine Temperatur, aber er liegt gerne nahe dem Holzofen, das definitiv."

WJ: „Wie geht es Ihnen beim Training in der Hundeschule?"

Klientin: „Erst sehr folgsam, außer mit dem Bellen. Und außer, er ist draußen. Er hat gelernt, Leckereien mit seiner Nase hochzuflippen und er kann Fliegen fangen! Ist der einzige Hund, den ich jemals kannte, der das kann."

Das Aufnahmegespräch ist komplett! Hogarths Geschichte wurde ohne Unterbrechung erzählt, alle Einzelheiten sind ausgefüllt und schließlich wurden noch fehlende Teile des Puzzles entdeckt. Nun ist es Zeit für eine physische Untersuchung, von Kopf bis Fuß. Während der gesamten Zeit des Gespräches beachte ich natürlich auch Hogarths Haltung und sein Verhalten. Ein weiterer Vorteil eines langen Praxisbesuches ist der, dass auch der nervöseste Patient sich ansatzweise entspannt und dabei enthüllt, wie er auf Geräusche, Gerüche und die Langeweile des langen Wartens reagiert. Pferde können sogar in ihrer Box einschlafen!

Es ist ein Fluss, für jeden unterschiedlich, und doch ist der Prozess bei jedem Austausch in etwa gleich. Wie die Äste eines Baumes, so ist jedes Interview einzigartig und doch haben alle dasselbe Wuchsmuster und eine allgemeine Form. Zu Beginn sind Sie wahrscheinlich eifrig bemüht, die Hauptsymptome Ihres Tieres zu besprechen, die ja der Grund dafür sind, dass Sie Hilfe suchen. Dann, wie beim Sprießen der Äste und dem Erscheinen von Blättern, entfaltet sich der Fall. Ihr Gesprächspartner nimmt sich die Zeit, zuzuhören. Er wird die Ruhepausen nicht sofort füllen, denn Stille erlaubt Ihnen, Ihren Geist zu sammeln und das nächste Stückchen an Information vorzubereiten. Nicht jeder Raum muss mit Konversation gefüllt werden. Stille gibt der Erinnerung Raum zum Erscheinen. Erinnerungen kommen leichter an die Oberfläche, wenn man sie *erlaubt*, anstatt sie zu *lenken*. Die Fragen des Untersuchenden sind besser nach dem Gesprächsfluss des Klienten angebracht. Dieser Moment kommt schneller bei einer reservierten Person oder auch viel später bei einer gesprächigen, extrovertierten.

Kent, ein bekannter amerikanischer Homöopath, schrieb in den frühen Jahren des 20. Jahrhundert: „Lassen sie den Patienten immer in Freiheit. Legen sie ihm keine Worte in den Mund. Erlauben Sie sich nie, den Patienten zur Eile anzutreiben; gewöhnen Sie sich eine feste Verhaltensweise für die Untersuchung an, diese wird Ihnen bleiben. Nur wenn Sie Ihre Arbeit in aller Scharfsinnigkeit ausführen, können Sie Ihre Reputation erfüllen und Ihren höchsten Einsatz erbringen. Sagen sie so wenig wie möglich, aber halten Sie ihren Patienten im Gespräch und lassen Sie ihn nicht abschweifen. Wenn er spricht, können Sie allgemeine und besondere Symptome finden. Wenn er abschweift, so bringen sie ihn leise und ohne ihn zu verstören auf den Pfad zurück." [10] Das ist das Ideal, dem jeder Homöopath zustrebt.

Einige von Ihnen ziehen eventuell Nutzen aus ermutigenden Kommentaren wie „...und dann...?" oder direkter „Und was noch?" oder sogar „Können Sie das nochmal beschreiben, so dass ich mir das genauer vorstellen kann?" Erlauben Sie, dass die Geschichte ihres tierischen Gefährten Sich ungestört und unverändert von Ihren inneren Haltungen und denen Ihres Homöopathen entwickeln darf. Es ist nicht Ihre Aufgabe,

Ihrem Homöopathen zu sagen, was Sie *denken*, was die Ursache für die Krankheit Ihres Tieres sein könnte. Sie bemühen sich darum, das Bild des Patienten so klar wie möglich und ohne jedes Vorurteil zu schildern.

Sie sind da, um ihrem Veterinärhomöopathen zu schildern, was Sie sehen, hören, fühlen und riechen.

Gute Homöopathen erlauben ihrem Geist, sich vollständig in die Geschichte des Patienten zu verwickeln. Sie lassen sich selbst an der Eingangstür zurück und folgen nur dem Verlauf der Geschichte, die Sie erzählen. Dieses Warten, Zuhören und Beobachten erlaubt es der Geschichte des Patienten, mit Klarheit und Genauigkeit hervorzukommen. Es wird keine Kraft benötigt, kein schwerfälliges Anleiten — der Homöopath ist einfach nur präsent und beobachtet.

· · ·

Was kommt als Nächstes? Ich bin nun bereit, meine Studien zu beginnen. Ich nutze die Aufzeichnung aus Hogarths Aufnahmegespräch, um eine Zeitachse und eine Symptomliste zu erstellen, die später für die Betreuung des Falles zentral sein werden.

Zeitachse

Die Zeitachse listet die Lebensgeschichte des Patienten. Sie beinhaltet die Daten signifikanter Ereignisse wie das Geburtsdatum, Operationen, Behandlungen, Impfungen und am wichtigsten, das erste Auftauchen von jedem Symptom. Die Zeitachse enthüllt, ob ein Symptom häufiger auftauchte oder nur ein einmaliges Ereignis war, das schnell unterdrückt wurde. Zurückliegende Befunde und Diagnosen anderer Tierärzte sind sehr hilfreich, um die Zeitachse zu füllen, da sie es dem Tierhomöopathen ermöglichen, lange vergessene, erste Symptome zu entdecken und den Zeitpunkt vergangener Ereignisse genau zu datieren. Die Zeitachse bringt

Licht in die individuelle Entwicklung der Krankheit Ihres einzigartigen Tieres. Von dem leisen Beginn eher kleinerer, fast unwichtiger aussehender Unpässlichkeiten, wie einer laufenden Nase oder juckenden Ohren, bis hin zu den schweren Beeinträchtigungen innere Organe und dann schlussendlich der Pathologie. Ihr Veterinärhomöopath kann somit die gesamte Geschichte Ihres Tieres vor sich aufgefaltet sehen.

Mal abgesehen davon, dass die Zeitachse ein guter Führer zu den wichtigsten Markierungen in der Landkarte des Lebens Ihres Tieres ist, was für Vorteile hat sie noch? Dieses wichtige Dokument ist eine handliche Referenz während der Folgebehandlung, besonders dann, wenn Symptome auftauchen, die während der Fallaufnahme nicht präsent waren. Wenn ein neues Symptom auftaucht, wird ihr Homöopath die Zeitachse studieren, um festzustellen, wann dieses Symptom zum letzten Mal gesehen wurde. Während der homöopathischen Behandlung wird der Körper die Symptome, die nicht geheilt wurden, aus der Vergangenheit noch einmal hervorrufen und die Präsentation dieser Symptome erfolgt typischerweise in umgekehrter Reihenfolge zu ihrem Auftreten. Das bedeutet, dass kürzer zurückliegende Symptome zuerst zurückkehren, gefolgt von solchen, die etwas älter sind und schließlich ganz alten Symptomen. Dies wird auch ‚Herings Gesetz‘ genannt und bezieht sich auf die Beobachtungen dieses Homöopathen, der eben jene Reihenfolge der Symptomenrückentwicklung bei seinen Patienten als erster wahrnahm. Dieses Gesetz ist nicht unveränderlich und Symptome können kommen und gehen oder sich auch überlappen, doch gibt es eine Richtung an und hilft dabei den Verlauf der Behandlung einzuschätzen. Dieses Gesetz erinnert uns daran, dass der Körper den Pfad zur Krankheit im Gedächtnis hat, und das es derselbe Pfad ist, über den auch die Heilung verläuft, nur umgekehrt

• • •

Hogarths Zeitachse:

2005	Geburtsjahr
2006	Adoptiert; Furcht vor lauten Geräuschen; heftiges Haaren
08.2010	Der Umzug in ein neues Haus
10.2010	Lethargie, Jaulen, Lahmheit der Hinterläufe? Mit Antibiotika behandelt.
04.2011	Etwas Material in der linken Ohrenklappe
06.2011	Stachelschweinstacheln in der Nase
02.2012	Schwerfälligkeit beim Aufstehen, zuerst hier gesehen?
26.05.2012	Episode, bei der er wimmernd am Boden liegt; Schwierigkeiten, auf die Hinterläufe zu kommen; mit Rimadyl und Antibiotika behandelt; beginnt zu niesen, mit grünlich trüben, klebrigen Ausfluss aus dem rechten Nasenloch
28.06.2012	Reichliche Blutungen aus dem rechten Nasenloch
15.09.2012	Beginn der trockenen Nase (extern)
10.2012	Gurgeln in der Kehle und ein harter Klumpen auf dem Nasenrücken entdeckt
26.10.2012	Homöopathisches Aufnahmegespräch

• • •

Diese Zeitachse wird also der handliche Führer durch Hogarths Leben sein. Wir sehen hier, dass das exzessive Haaren nichts Neues ist, sondern dass es schon, bevor alle anderen Symptome auftauchten, bestand. Wenn Hogarth geheilt werden kann, wird dieses Haaren wohl wahrscheinlich das letzte Symptom sein, das geklärt wird, weil eben der Körper oft in der umgedrehten Reihenfolge heilt, in der er erkrankt ist. Auch muss das Arzneimittel dieses Symptom abdecken, wenn es heilen soll, denn dies hat er schon sein ganzes Leben lang. Wenn er erst als erwachsener Hund damit begonnen hätte, zu haaren, so wäre dieses Symptom nicht von solcher Bedeutung und könnte einfach in seiner Diät begründet sein, statt ein Zeichen einer frühen, chronischen Krankheit zu sein, die sich in den ersten Lebensjahren zeigt und kontinuierlich bis zur Gegenwart fortschreitet.

Nun ist es an der Zeit Hogarths Symptomenliste zu erstellen.

Symptomenliste

Eine Symptomenliste ist eine vernünftige Zusammenfassung des Aufnahmegesprächs.

Nachdem ich nun mein Aufnahmegespräch und meine Zeitachse habe, wie kann ich mir die Informationen zugänglich machen? Indem ich eine Symptomenliste erstelle. Diese beschreibt all die Symptome in Einzelheiten, die die Krankheit des Patienten charakterisieren. Sie ist die Möglichkeit des Homöopathen, die ausgiebigen Notizen aus dem Aufnahmegespräch zu organisieren und sie in eine kurze Liste zu überführen, die als Übersicht dient und alle wichtigen Punkte des Falles beinhaltet. Jeder Homöopath mag seine Notizen anders organisieren — der Eine ordnet vielleicht nach Körperteilen, der Andere nach der Schwere der Symptome oder von internen Symptomen zu äußeren, doch wird jedes Symptom so vollständig charakterisiert werden wie möglich. Jede ein Symptom näher beschreibende Einzelheit wird neben dem bestehenden Symptom eingefügt. Ereignisse, die gleichzeitig aufgetreten sind (Begleitsymptome), so wie Hogarths Schnarchen während der Nacht, das gemeinsam mit dem blutigen Nasenausfluss und dem Niesen auftrat, werden zusammen gelistet, um ein vollständiges Bild der Krankheit zu formen. Das ist die Arbeitsmatrize ihres Veterinärhomöopathen, mit Hilfe derer er seine Verschreibung festlegen wird. Die Symptomenliste muss vorurteilsfrei, vollständig und deutlich sein. Sie ist der Grundstein des Falles. Sie ist keine Schablone für ein bestimmtes Arzneimittel, sondern eine einmalige Beschreibung des Patienten und seines Zustandes von Krankheit. Diese Symptomenliste verändert sich nicht über die Jahre, außer es werden einige Symptome nachgetragen, falls der Patient kränker wird oder vergessenes erwähnt wird. Diese Liste beinhaltet die Wegmarken für die Folgekonsultationen. Ohne diese Liste wäre es sehr leicht, sich von dem ablenken zu lassen, was heute passiert, da sich dies von Termin zu Termin ändern kann.

Die Symptomenliste beschreibt den Patienten von der Nase bis zum Schwanz und von oben nach unten, beinhaltet sein Verhalten und seine Emotionen.

Hat ihr Homöopath einmal eine solche Symptomenliste erstellt, wird er sie für den Rest des Lebens des Patienten behalten. Kent schrieb: „Der Arzt, der in seinem Notizbuch die Anmerkungen zu jeder Krankheit seiner Patienten hat, besitzt dadurch wunderbaren Einfluss auf jede Gemeinschaft." [11] Mit einer umfassenden und detaillierten Symptomenliste werden die individuellen Ausdrücke der Krankheit des Patienten schnell und einfach verstanden. Eine Symptomenliste ist niemals vage oder unbestimmt, denn sie ist charakteristisch für den Patienten. „Erbrechen und Durchfall" ist eine annehmbare Beschreibung in einer allopathischen Klinik, aber der Homöopath schreibt lieber: „Heftige Anfälle von Erbrechen, die während des frühen Morgens auftauchen, vor Einnahme des Frühstücks, bestehend aus gelben Schleim in kleinen Stücken und gefolgt von Antriebslosigkeit. Durchfall, in der Mitte der Nacht, begleitet von extremer Ruhelosigkeit und gefolgt von Stuhldrang, der mit großer Anstrengung einhergeht, über lange Zeit." Spezifisch, anschaulich, lebendig und auf das Herz der Krankheit des Patienten hinweisend. Hier ist ein aktuelles Beispiel von einem Patienten: „[Stuhl] sehr wässrig, schleimig und von leichter, gelatineartiger Konsistenz, papiertütenbraun, in Stücken und mit fürchterlichem Gestank." Recht dramatisch! Jeder Fall von Krankheit ist einzigartig und individuell und braucht deswegen auch eine ganz eigene Behandlung.

Die Symptomenliste beinhaltet keine Diagnose. Ihr Homöopath möchte über alle Diagnosen unterrichtet werden, die Ihr Tier vormals bekommen hat, aber er braucht diese Information nicht, um eine kurative Arznei zu bestimmen. Wie Close schreibt, „Die Diagnosen von Krankheiten, die von den modernen Methoden benutzt werden, basieren zum größten Teil auf physischen Zeichen, Testergebnissen und Reaktionen, brauchen eine Vielzahl von Instrumenten zur Bestimmung, wobei der Patient keine aktive Rolle oder Teilnahme hat und von denen er keine

Kenntnisse besitzt. Die Auswahl einer homöopathischen Arznei, auf der anderen Seite, begründet sich hauptsächlich und manchmal sogar vollständig auf das Phänomen [Symptom — etwas, das man vor sich sieht] oder auf Folgerungen, die aus dem Phänomen gezogen werden, auf subjektive, bewusste Erfahrung, die nur durch den Patienten wahrgenommen wurde und seinem Untersucher von ihm genannt wird." [12] Mit anderen Worten, die Resultate eines Blutbildes oder einer Radiografie (Röntgenaufnahme) besagen wenig über die spezielle Krankheit des Patienten. Eine Diagnose hilft dem Homöopathen nicht bei der Auswahl der kurativen Arznei. Die Behandlung basiert auf dem, was der Patient in direkter Weise ausdrückt, Ihnen oder dem Homöopathen gegenüber.

Zurückliegende Untersuchungsbefunde — Nützlich oder nicht?

Ja! So weit zurückliegend, wie nur möglich. Wie in jeder detektivischen Recherche gilt, je mehr Information, desto besser. Wenn Ihr Homöopath weiß, wie ihr vorheriger Tierarzt die vergangenen Krankheiten behandelt hat und welche Diagnosen gestellt wurden, so kann er gezielt in diese Richtung fragen. Also rufen Sie Ihren Tierarzt an und lassen Sie sich alle Befunde geben. Diese Aufzeichnungen gehören Ihnen, deswegen müssen Sie diese erbitten, nicht Ihr Homöopath. Die Befunde ermöglichen es Ihrem Homöopathen, Ihr Tier über die Jahre hinweg durch die ausgebildeten Augen eines anderen Arztes zu sehen. Interessanterweise sind die Notizen anderer Tierärzte oft von großem Wert, weil sie eventuell die wörtlich aufgezeichnete Beschreibung des Problems enthalten, die Sie vor Jahren gegeben haben. Sehr hilfreich für den Homöopathen! Diese Befunde stellen eine Jahr-für-Jahr-Beschreibung dar, in der sich die chronische Krankheit in ihrem Tier entwickelt hat und legt auch so die Route nahe, auf der Ihr Tier zurück Richtung Heilung reisen wird.

Es kann etwas abschreckend sein, Ihrem bisherigen Tierarzt zu erklären, dass Sie planen, die Behandlung bei einem anderen Kollegen, einem Homöopathen, fortzusetzen. Aber Tierärzte sind professionell. Sie verstehen, dass Patienten und Klienten vielleicht nicht jahrelang in derselben Praxis bleiben und sie sind von Rechts wegen dazu verpflichtet, die Befunde der vergangenen Jahre auszuhändigen, wenn sie dazu aufgefordert werden.

Diese Anfrage kann meist schmerzlos an der Rezeption abgefertigt oder heutzutage auch simpel durch das Verschicken elektronischer Dateien per Email erledigt werden. Ihre Aufgabe ist es, Ihrem Homöopathen alle Information zu liefern, die Ihnen zu Ihrem Tier zur Verfügung stehen, so dass dieser die besten Chancen hat, das richtige Arzneimittel zu wählen.

Gesundheitsbefunde helfen, die leeren Stellen zu füllen. Alte, in Vergessenheit geratene Krankheiten, frühere Symptome, die vor der Entwicklung des aktuellen Krankheitszustandes auftraten (auch oft zu finden in den Aufzeichnungen über die „gesunden" Kätzchen und Welpen), Zeitpunkte der Impfungen, Daten von Operationen, all dies ist von Wichtigkeit, um den Verlauf der chronischen Krankheit des Patienten zu bestimmen. Diese Unterlagen dokumentieren weiterhin die Häufigkeit der Tierarztbesuche, was dem Homöopathen Aufschluss darüber gibt, wie oft ein bestimmter Zustand vorkam und ob, oder wie schnell, der Patient Rückfälle erlitt. Auch beinhalten diese Unterlagen alle Einzelheiten zu den vergangenen Behandlungen, die, gerade bei älteren Tieren, schon mal vergessen werden können. Ein Patient, der viele Injektion von langfristig wirkenden Steroiden erhalten hat, wird sich völlig anders präsentieren und reagieren als einer, der keine unterdrückenden Medikamente verabreicht bekommen hat.

Um das Aufnahmegespräch mit weiteren Daten zu polstern, kann über das Studieren der Gesundheitsunterlagen hinaus noch mit den anderen Mitgliedern der Familie gesprochen werden, ebenso den Trainern oder den Züchtern. Auch frühere Halter können oft etwas beitragen, sofern sie denn gefunden werden können und bereit dazu sind. Ihr Blickwinkel kann den Ihren vervollständigen oder weiter beleuchten.

• • •

Die Gesamtheit des Patienten, in ihrem ganz eigenen Zustand von Leiden und mit Symptomen, die in mehr als einem Organsystem lokalisiert sind — dies ist es, was der Homöopathie zu heilen hat. Die Symptome zusammengenommen und zu einem Ganzen verbunden führen zur kurativen Arznei. Was sticht hervor? Was macht die Katze oder den Hund, das Pferd oder das Lama, einzigartig in seinem Leiden? Was hat sich seit den

Tagen der Gesundheit verändert? Wie wurde auf diese Veränderung reagiert? Was hat den Patienten charakterisiert und was muss also auf der Symptomenliste zu finden sein? Eine gute Symptomenliste erstellt sich aus dem Aufnahmegespräch, den Befunden und anderen Untersuchungsunterlagen und stellt den Prüfstein dar, auf den sich der Veterinärhomöopath während der Folgebehandlungen (Follow-ups) bezieht. Diese Liste ist einzigartig, vertraulich und persönlich für Ihr Tier.

• • •

Hogarths Symptomenliste:

Nasaler Ausfluss mit Niesen
    grünliche, trübe, klebrige Masse („glibbrig"), dann blutdurchzogen
    Gurgeln in der Kehle
    Blut (dreimal): zuerst wässrig, dann pures Blut, „wie ein Schnitt"
    Beginn auf der rechten Seite, nun auch links
    schnarcht in der Nacht, beim Ausatmen
    trockene Nasengeräusche, als ob die Schleimhäute geschwollen wären, beim Einatmen
    harter Klumpen auf dem Nasenrücken
Furcht vor lauten Geräuschen (Schusswaffen, Staubsauger)
reagiert nicht, wenn er von einem anderen Hund herumgeschubst wird (reif, sanft)
Hinterläufe, schwer am Morgen aufzustehen
    Schwierigkeiten beim Treppe heruntersteigen (musste in der Vergangenheit getragen werden)
    Hinlegen, Winseln
manchmal stinkender Atem
schweres Haaren
    trockenes Fell
liegt nahe dem warmen Holzofen

• • •

Einer Destillation gleich, beinhaltet diese Liste in organisierter und zugänglicher Weise all die wichtigen ‚Leckerbissen' aus dem Gespräch, um als Referenz für das Leben Ihres Gefährten zu dienen. Beachten Sie, dass alle Symptome direkt mit den Sinnen wahrgenommen wurden, durch Berührung, Ansicht, Geruch und Gehör. Es gibt keine Interpretationen wie zum Beispiel, „Der andere Hund ist ein Alpha, deswegen lässt er sich von ihm herumschubsen", oder, „Ihr ist immer kalt, deswegen kuschelt sie sich an mich, sobald ich mich eine Minute niedersetze", oder, „Sie trinkt aus dem Hahn, weil sie es mag, mit Wasser zu spielen." Wir wissen nicht, was unsere Patienten wirklich denken. Wir können raten, aber es wird immer eine Vermutung bleiben. Was wir sehen und beobachten ist viel hilfreicher, es führt viel direkter zur korrekten Verschreibung. Je mehr wir Vermutungen über die inneren Motive und den geistigen Zustand anstellen, umso wackeliger wird es um unsere Fähigkeit bestellt sein, den Patienten mit der passenden Behandlung zu versehen.

Als scharfsinniger Beobachter können wir Grundemotionen unserer Tiere erkennen und beisteuern, wie zum Beispiel Angst, Furcht, Rage, Zorn, Freude und Eifersucht, aber darüber hinausgehende und kompliziertere innere Vorgänge ihres Geistes zu bestimmen, ist nicht möglich. Selbst die Unterscheidung zwischen Ärger und Furcht kann schon schwierig sein, wie beispielsweise bei einem ängstlichen Hund, der gelernt hat zu beißen, wenn er provoziert wird. Zum Zwecke der homöopathischen Aufnahme und Behandlung bleiben Sie bitte bei den Fakten und vergessen sie Theorien, Vermutungen und Annahmen.

• • •

Hogarth profitierte von der homöopathischen Therapie, war aber nicht geheilt. Die Blutung hörten auf und er konnte weitere 16 Monate ein Leben mit viel Lebensqualität genießen. In seinem neunten Lebensjahr wurde er euthanasiert, wegen dem mutmaßlichen Krebsgeschwür auf seiner Nase.

Noch drei Tage vor seiner Euthanasie war er glücklich und vital und wich seiner geliebten Person niemals von der Seite.

• • •

Lassen sie uns ein weiteres Gespräch betrachten, damit wir sehen können, wie jedes Gespräch unterschiedlich verläuft. Diese Klientin, wie auch schon die letzte, ist nicht neu in der homöopathischen Heilkunde. Bereitwillig füllt sie die leeren Stellen aus, ohne dass ich nachfragen muss. Hier ist also Charlie, ein 18 Monate alter, unversehrter, männlicher Berner Senner, der wegen Juckreiz und Würgen in die Praxis kommt .

Klientin: „Dieses Würgen ist neu. Es kam ganz plötzlich, zusammen mit Lippenlecken. Aber nicht voll ausgeprägt, so wie Berner das manchmal haben. Es tritt nach dem Abendessen auf, hat aber vor ein paar Tagen wieder aufgehört. Er hat außerdem ganz hell leuchtende, rosafarbene Lippen und Haut, das taucht immer mal auf und verschwindet dann wieder. Außerdem ist er rosa auf der Nase und am Bauch. Das hab ich schon vorher gesehen. Seine Augen waren auch Rosa."

WJ: [Ich mache eine Notiz, um später nachzufragen, was zuerst kam, der Juckreiz oder die rosa Haut, und was genau „auf der Nase" meint, da es einen Unterschied macht, ob das Nasenleder rosa ist oder die Haut um die Nase herum.]

Klientin: „Ich denke, es sind Allergien."

WJ: [Ich unterbreche sie hier nicht, auch wenn diese diagnostische Information nicht hilfreich ist, weil ich den Fluss ihrer Gedanken nicht stören möchte und auch keine defensive Reaktion hervorrufen will. Der Fokus liegt auf ihrem Hund, nicht auf mir, und das ist es, was ich möchte.]

Klientin: „Er schüttelt auch seinen Kopf, richtig heftig, wahrscheinlich wegen dem juckenden Ohr. Er ist easy-peasy, kinderleicht zu händeln, der einfachste Hund, den ich je hatte. Er kratzt mit dem Hinterlauf, selbst wenn er gestreichelt wird, aber das ist nicht dauernd. Heute ist sein Jucken nicht allzu schlimm. Seine Ohren werden rosa, aber da ist nicht viel Zeug in ihnen drin. Er kratzt in seinem rechten Ohr und wimmert."

WJ: [Bemerken Sie, wie natürlich sie mir alle Einzelheiten darüber nennt, wie sich seine Ohren anfühlen oder wie er deswegen reagiert? An diesem Punkt könnte ich fragen, wie alt er war, als das Jucken oder das Kopfschütteln zum ersten Mal auftauchten, aber verschiebe das auf später, nach ihrer Erzählung.]

Klientin: „Er ist wirklich gut darin, andere Hunde zu lesen. Und er ist empfindlich Geräuschen gegenüber, zum Beispiel, wenn das Holz in der Kälte knackt, dann rennt er von der Terrasse. Wenn ich die Tür öffne, um ihn hineinzulassen, dann fliegt er geradezu ins Haus, um über die Terrasse zu gelangen."

WJ: [So eine lebendige Beschreibung seiner Reaktion auf Geräusche! An diesem Punkt hört sie auf zu sprechen und so fragte ich nach weiteren Einzelheiten zu seiner Reaktion Geräuschen gegenüber.]

Klientin: „Er zuckt zusammen, wenn da ein lauter Knall ist, aber nicht allzu stark. Er rennt dann aus der Küche, kommt aber zurück. Mit Gewittern, Feuerwerk oder Schusswaffen hat er keine Probleme."

WJ: [Wieder sieht es so aus, als ob sie geendet hätte, also rege ich das Gespräch an, indem ich frage, wie er als Welpe war.]

Klientin: „Er hat es gehasst, immer schon, wenn man seine Füße anfasst. Die Borreliose hat dort begonnen. Mit etwas Training hat sich das gebessert, ist aber auch mit der Borreliose wieder viel schlimmer geworden. Das Auto hat er nicht besonders gemocht, als er zum ersten Mal hinein musste. Und er hat sich so über Mannie [den anderen Hund] aufgeregt. Wir mussten sie durch ein Gatter trennen, weil er auf Mannies Kopf herumkauen wollte. Als sie dann bereit waren, zusammengelassen zu werden, haben sie gespielt."

WJ: [Ich frage sie, wann sie das Rosa auf seiner Nase, über das sie sich Sorgen gemacht hatte, zum ersten Mal beobachtet hat, um sie weiterhin am Sprechen zu halten.]

Klientin: „Das Rosa auf seiner Nase (sie zeigt auf seine Oberlippe neben seiner Nase) war immer schon da. Leuchtend Rosa. Es ist vor diesem Herbst passiert, vielleicht hatte er Fieber? Als Welpe ist er in ein Loch gefallen und hat sich verletzt. Er schrie! Er ist definitiv sehr empfindlich gegenüber Schmerz, was aber normal ist."

WJ: [Kein Grund zu streiten, aber nehmen Sie niemals ein „Normal" als gegeben hin. Ich schreibe nur auf, was genannt wird.]

Klientin: „Als er Borreliose bekam, jaulte er, wenn er aufstehen musste und er jaulte, wenn er sich auf eine bestimmte Weise bewegen sollte. Jede Nacht saß er für ein paar Minuten auf meinem Schoß."

WJ: [An diesem Punkt mache ich eine Notiz, damit ich später mehr zu seiner Empfindlichkeit gegenüber Schmerzen erfrage. Ich will mehr Einzelheiten erfahren, wie Charlie das äußert und was ihm hilft, wenn er Schmerzen hat. Aber nicht bevor sie ihre Geschichte beendet hat.]

Klientin: „Er zieht es vor, mit mir zusammen zu sein, mehr als Mannie das tut. Draußen bleibt er bei mir und auch drinnen bleibt er im selben Raum. Er liebt das Training. Anfangs war er sehr von den anderen Hunden abgelenkt, machte sehr hohe, kreischende Geräusche und wollte den Keks nicht, aber jetzt ist er entspannter und unbesorgter."

WJ: [Wieder stoppt sie und so frage ich nach seinem Appetit.]

Klientin: „Fantastisch."

WJ: [Ich frage weitere Areale des Körpers ab, bevor ich mich auf einzelne interessante Teile fokussiere.] „Was ist mit Husten oder Niesen?"

Klientin: „Nein, doch letzte Nacht hat er gehustet, abgehackt, für 15 bis 20 Sekunden. Manchmal hustet er Leckerli wieder hoch. Er kaut nicht. Er bekommt welche beim Klickertraining und das passiert dann direkt, nachdem er die Leckerli gefressen hat."

WJ: „Erzählen sie mir mehr über Erbrechen und Durchfall."

Klientin: "Keins."

WJ: „Wie ist sein Schlaf?"

Klientin: „Er schläft gut. Er trinkt viel, hat er schon immer, in Kursen oder zu Hause. Er trinkt eine ganze Zeit lang, oft zwischen 18 und 20 Uhr. Am Wochenende sehe ich ihn den ganzen Tag trinken. [An diesem Punkt mache ich eine Notiz, um die Klientin später zu fragen, wo sie den Tag über ist. Wenn sie tagsüber arbeitet, dann ist es nicht ungewöhnlich, dass Charlie zwischen 18 und 20 Uhr trinkt. Das wäre dann, wenn sie nach Hause kommt und es sieht.]

WJ: „Wie ist sein Fell ?"

Klientin: „Wundervoll. Er mag es aber nicht, gebadet zu werden. Das letzte Mal hat er tatsächlich gejault! Er versucht dann zu entkommen und nimmt nicht einmal Leckerli an."

WJ: [Sehen Sie, wie meine Fragen mehr Informationen zu Tage befördern, ohne dass ich dafür in eine spezielle Richtung fragen muss. Sie hat mir bereits genannt, wann sein Verhalten begann („immer schon") und mir alle Einzelheiten zur Tageszeit oder wann die Dinge passieren gesagt.] „Wie geht es ihm mit dem Wetter?"

Klientin: „Mit Wind geht es ihm gut. Da sind keine Extreme in seinem Verhalten. Er hechelt nicht, so wie Mannie es tut, wenn es, wie im Januar, 50 Grad hat."

An diesem Punkt ist der natürliche Fluss der Geschichte beendet und so mache ich mit einigen speziellen Fragen weiter, wie zum Beispiel nach Charlies Erfahrungen mit Blähungen, seinem Körpergeruch oder wie es um seine Zähne und Zahnfleisch bestellt ist. Dann schließlich hat die Patientin alles gesagt, wofür sie gekommen ist. Ich frage, ob es darüber hinaus noch etwas gibt und gehe dann zu meinen Notizen zurück, um so viele Einzelheiten wie möglich nachzutragen. In Charlies Fall möchte ich mehr über seine Empfindlichkeit gegenüber Schmerzen wissen, also bitte ich sie, diese in mehr Einzelheiten zu beschreiben.

Klientin: „Als Welpe wurde er viel hochgehoben, weil wir sehen wollten, ob er nach einer chiropraktischen Behandlung kläffen würde oder nicht. Er begann davonzulaufen, wenn er dachte, dass wir ihn wieder hochheben würden."

WJ: „Was macht er, wenn er Schmerzen hat, wie nach dem Sturz dieses Loch?"

Klientin: „Er seufzt schwer und dann lehnt er sich an meine Schulter, während ich ihn festhalte."

WJ: [So ein klares Bild! Der Trost, den er erfährt, wenn er gehalten wird. Das ist qualitativ viel bessere Information als wenn ich geschrieben hätte „Empfindlich gegenüber Schmerzen."]

Klientin: „Als er Borreliose hatte, hinkte er und winselte."

Als nächstes möchte ich wissen, wie er reagiert, wenn seine Füße berührt werden. Wann immer ich höre, „Er mag..." oder „Sie mag es nicht...", frag ich den Klienten, wodurch er das weiß. Ich stelle ihr Wissen nicht in Frage, aber sammle anschauliches Material zur weiteren Beurteilung des zukünftigen Fortschritts des Falls. Es ist viel einfacher, wenn ich die Einzelheiten der Reaktion des Patienten kenne, dann kann ich die Verbesserungen einschätzen. Ansonsten könnte ich nur Fragen, ob sich die Empfindlichkeit verbessert hat und wieviel. Sie antwortete: „Er zieht seine Pfote weg und dann weicht er zurück, bewegt seinen Körper so von mir weg, dass ich seine Pfote nicht mehr erreiche." Schöne klare Einzelheiten, so deutlich, dass ich es regelrecht vor mir sehen kann, obwohl wir Charlie nicht berühren!

Meine nächste Frage betrifft sein Jaulen im Auto, als Welpe.

WJ: „Wann hat er während dem Autofahren gejault?"
Klientin: „Die letzten 20 Minuten auf dem Weg nach Hause. Dann hat er sich übergeben. Bei der vierten Fahrt war es in Ordnung."
WJ: [Ich bin froh, dass ich gefragt habe, denn ich hätte angenommen, dass er beim ersten Hineinsetzen ins Auto gejault hätte, aber nun wird sichtbar, dass er erst am Ende der Fahrt begonnen hat zu jaulen und seine Reaktion von Erbrechen begleitet war. Ich will außerdem seinen jetzigen Zustand kennenlernen, die Symptome, die kommen und gehen, damit ich in der Lage bin, einzuschätzen, was sich im Follow-up nach der Verschreibung verändert hat.]
Klient: „Oh, manchmal liegt auf dem Vorleger und springt dann auf, als ob ihnen etwas gebissen hätte. Er verhält sich ein bisschen gruselig. Als Baby hat es ihn 20 Minuten gekostet, sich zu beruhigen. Jetzt braucht es nur noch eine Minute dazu. In den letzten sechs Monaten habe ich das zweimal beobachtet."

Wie Sie sehen können, fließt noch mehr Information hervor. Danach hätte ich nicht fragen können! Da die Klientin Erfahrungen mit Homöopathie hat, nennen sie mir gleich die Häufigkeit dieses Verhaltens und wann es zum ersten Mal beobachtet wurde. Nun sind wir fertig! Trotzdem lasse ich die Tür immer offen, indem ich Klienten sage, dass sie mich jederzeit anrufen können, wenn sie sich an etwas Weiteres erinnern.

. . .

Charlies Zeitachse:

18.07.11	Geburtstag
09.11	wurde nach Hause gebracht; jaulte im Auto, erbrach sich; keine Impfungen; Vieltrinker; Empfindlich gegen Berührungen an den Pfoten; rosa Oberlippen
17.09.11	fiel in ein Loch, jaulend; verbessert durch Gehaltenwerden
27.09.11	rutschte am Fußboden aus; schrie und heulte
20.10.11	hatte eine "Erkältung"
26.10.11	erhöhte Temperatur / Parvo Impfung
01.02.12	Tollwut Impfung; dann 2/5/12 Akutes Lahmen und eine Temperatur von 104.0 F (normal ist 101.8 F)
07.03.12	Flüssiger Durchfall
12.05.12	breiiger Kot; Lyme Borreliose Test positiv; Lahmen
20.08.12	das Weiße des rechten Auges war sehr rot; Oberlippen sind besonders leuchtend rosa
12.10.12	Juckreiz begann und wird gelegentlich von Niesen und Schütteln begleitet; rotes rechtes Auge mit Ausfluss; Hecheln
14.11.12	Lahmen, nachdem er mit ausgestreckten Gliedern gefallen war
04.12.12	lethargisch, Vorderläufe lahm, Temperatur 104.0 F; Antibiose wegen angenommener Lyme Borreliose
01.13	Würgen
01.02.13	Homöopathisches Erstgespräch

. . .

Was in seiner Zeitachse hervorsticht, ist die Häufigkeit, mit der der Hund vokalisiert, wenn er sich verletzt hat. Er ist sehr dramatisch. Er wurde nur selten geimpft, was ungewöhnlich ist. Impfungen zu minimieren ist eine weise Wahl bei jedem Patienten (wir werden Impfungen im Kapitel ‚Unterstützende Pflege' noch genauer erörtern), aber bei Charlie ist es besonders wichtig, da er mit Lahmen und Fieber nach ein paar Tagen nach der Tollwutimpfung reagiert hat. Gut zu wissen! Beachten sie weiterhin, dass der Grund für sein Kommen, das Würgen, nur das letzte (nicht das einzige) Symptom seines kurzen Lebens ist.

• • •

Charlies Symptomenliste:

Empfindlich
    gegenüber Schmerzen
    gegenüber Berührung der Pfoten
    jault, wenn er sich auf eine bestimmte Weise bewegt
    jault oft und humpelt, gehalten werden hilft ihm
    flieht vor lauten Geräuschen (Holz, das in der Kälte knackt)
Mag es nicht, gebadet zu werden
Schreckt auf, als ob er gebissen wurde und verhält sich gruselig
Kriecht manchmal vor anderen Hunden, als wäre er ängstlich
Jucken
    Hecheln
    roter Bauch
    Wundschorf nach Kratzen
    Heftiges Kopfschütteln
    Juckreiz im Wechsel mit Lahmheit der Vorderläufe
    Rotes Auge, mit klarem klebrigen Ausfluss
    Fellverlust um das linke Auge

Rosa Oberlippen
Als Welpe hatte er eine „Erkältung"
    laufende Nase, etwas Niesen
    klebriger Augenausfluss; weiße, klebrige Masse unter den Augen beim
    Spaziergang
Durchfall als Welpe
    kläffte und versuchte zu defäkieren
    breiig, flüssig
    begleitend: Erbrechen
Trinkt oft große Mengen, zu jeder Tageszeit
Würgen und Schlecken nach dem Abendessen
    Würgt Stücke hervor, verschluckt sie dann wieder
Lahmheit
    hebt die linke Vorderpfote an, Lethargie, Fieber, unterdrückt mit
    Medikamenten
Nabelhernie, kann reponiert werden
Jaulen und Erbrechen im Auto (als Welpe)

· · ·

Sehen Sie, wie genau jedes Symptom beschrieben ist? Auch werden
Symptome, die zur selben Zeit auftauchen (Begleitsymptome) zusammen
aufgeführt, bilden eine Gruppe. Wenn Charlie zum Beispiel Juckreiz hat, ist
dieser oft begleitet von Gehechel und roten Augen, ebenso wechselt sein
Jucken sich mit der Lahmheit seiner Vorderläufe ab. Muster von
Symptomen, die zusammen auftreten, sind äußerst nützlich, sie liefern
äußerst gute Daten, um ein übereinstimmendes Arzneimittel zu finden.

Charlie hat sich sehr gut in homöopathischer Pflege entwickelt, die
Lahmheit, die ihn während seiner Welpentage beeinträchtigt hat, kam nicht
mehr auf. Er kommt mit seinen Mitbewohnern besser zurecht. Er hat bis
zum heutigen Tage, mit einem jetzigen Alter von 3 Jahren, keine weiteren
Probleme mit seiner Haut, seinen Augen oder Ohren. Es gab keine weiteren

Verdauungsbeschwerden oder Erkältungen, nur bleibt er weiterhin empfindlich gegenüber Schmerzen und dem Berühren seiner Pfoten.

Warum fragen allopathische Tierärzte all diese Fragen nicht? Weil die Antworten für sie nicht von Bedeutung sind beim Einsatz symptomatischer Therapie. Die meisten Tierärzte wollen ihre Klienten und Patienten nicht allzu sehr mit teuren Medikationen und den begleitenden Nebenwirkungen belasten. In den frühen Tagen meiner Praxis hätte ich Charlie wohl ein Beruhigungsmittel für seine emotionale Empfindlichkeit verabreicht, vielleicht sogar ein stimmungsveränderndes Medikament, ebenso eine Salbe für seine Ohren. Definitiv Cortison für seinen Juckreiz, vielleicht Antibiotika für seinen Wundschorf, Augentropfen für den klebrigen Ausfluss und ein Antazidum für das Würgen und Schlecken nach dem Abendessen. Er hätte außerdem ein Schmerzmittel oder ein nichtsteroidales Antirheumatikum wegen seiner Lahmheit bekommen.

Das hätte bestimmte Symptome abgedeckt, aber für andere Dinge hätte die allopathische Medizin keine Antwort gehabt. Was ist mit dem Juckreiz, der sich mit der Lahmheit abwechselt? Was ist mit dem Fellverlust rund um sein linkes Auge? Und seine Geschichte — Durchfall und laufende Nase — dies sind zurückliegende Symptome, also muss der Allopath sie jetzt nicht beachten. Der Homöopath aber möchte alles wissen, denn seine Behandlung begründet sich auf den jetzigen Problematiken ebenso wie auf denen vergangener Krankheiten. Das Arzneimittel passt auf die Gesamtheit des Patienten, durch die Zeit.

• • •

Im nächsten Kapitel werden wir genauer besprechen, wie das Material des Falles analysiert wird. Wir werden weitere Fälle studieren und die Prozedur durchgehen, mit der der Homöopath das richtige Mittel für den Patienten findet.

. . .

Kapitel 4 - Quellverweise

1. Mosse K. Labyrinth. Penguin Group; New York, NY, 2005: 408.
2. Hahnemann, Samuel *Organon der Heilkunst* / bearb., hrsg. und mit einem Vorw. vers. von Josef M. Schmidt. - Textkritische Ausg. der von Samuel Hahnemann für die 6. Aufl. vorges. Fassung. - Heidelberg; Haug, 1992
3. Close S. *The Genius of Homoeopathy.* New Delhi, India: B. Jain Publishers;1997: 172.
4. *Ebd.* 2, p. 85.
5. *Ebd.,* p. 84.
6. *Ebd.* 3, p. 176.
7. *Ebd.* 2, p. 85.
8. *Ebd.,* p. 87.
9. *Ebd.,* p. 86.
10. Kent J. *Lectures on Homoeopathic Philosophy.* Berkeley, CA: Homeopathic Educational Services;1979: 160 - 161.
11. Gypser KH. *Kent's Minor Writings on Homoeopath*y. New Delhi, India: B. Jain Publishers;1988: 239.
12. *Ebd.* 3, p. 168.

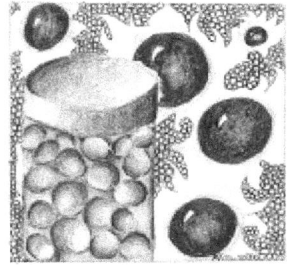

5 – Fallanalyse

Die Fallanalyse ermöglicht ein klares Visualisieren der Krankheit des Patienten.

Da nun die Aufnahme abgeschlossen ist, wird Ihre Homöopathin mit den Studien beginnen. Sie wird die Spreu vom Weizen trennen, um ein klares Bild der Krankheit des Patienten zu bekommen. Nicht alles in Körper und Geist des Patienten deutet direkt auf ein bestimmtes Arzneimittel hin, das helfen könnte. Beispielsweise haben 177 Arzneien wässrigen Durchfall, aber nur eine davon ist die richtige Arznei für diesen bestimmten Patienten. Weiterhin sind manche Eigenarten der Patienten einfach ein Ausdruck ihrer normalen Persönlichkeit und werden sich auch in Gesundheit fortsetzen. Während der Fallanalyse wird Ihre Homöopathin die spezifischen Symptome herauskitzeln, die auf eine bestimmte Arznei hinweisen. Dies sind die charakteristischen Symptome.

Ziel ist es, das Bild der Krankheit Ihres Tieres in *all* ihren charakteristischen Symptomen mit einer heilenden Arznei abzugleichen. Als Analogie könnte folgendes Szenario dienen: Eine Gruppe Skifahrer, Ihre Familie, ist in einem Urlaubsort zu identifizieren. Sie sitzen bequem in Ihrem Hotel, mit gutem Blick auf die Hänge. Sie sehen eine Gruppe von Skifahrern den Hügel heruntergleiten, die die richtige Anzahl hat. Aber diese Gruppe ist nicht unbedingt Ihre Familie. Als nächstes suchen Sie nach einem Skifahrer in der Gruppe, der viel größer ist als die anderen beiden. Nachdem Sie ihn gefunden haben, halten sie nach der richtigen Farbe Ausschau, denn einer der Gruppe trägt eine ungewöhnliche, hellgelbe Jacke. Sie beobachten außerdem, ob einer ein erfahrener Skifahrer ist während die anderen beiden langsamer wenden und engere Kurven über den Hang ziehen. Sehen Sie, wie die bekannten Charakteristika ihrer Familiengruppe Ihnen helfen, sie von den anderen Skigruppen zu unterscheiden? Sie halten nicht nach Leuten Ausschau, die Helme tragen, denn der Großteil der Skifahrer trägt sie. Genauso wenig suchen Sie nach Skistöcken, aus demselben Grund. Sie müssen die ungewöhnliche, eigentümliche Kombination der Einzelheiten finden, die Ihre Gruppe von anderen absetzt. Es ist derselbe Prozess, den Ihre Homöopathin durchläuft, wenn sie nach der Übereinstimmung zwischen Arznei und Patient sucht.

Der Homöopath wird immer nach dem Patienten in der Arznei, nicht nach der Arznei im Patienten suchen, denn er wird viele Aspekte vieler unterschiedlicher Mittel in seinem Patient entdecken. Was er aber finden muss, sind *all* die charakteristischen Aspekte des Patienten, und zwar in *einem* Arzneimittel. Mit anderen Worten, er sucht nicht nach der Gruppe, die eine gelbe Jacke trägt. Er möchte jene bestimmte Gruppe finden, die sich aus drei Leuten zusammensetzt, eine sehr große Person dabei hat, die ein erfahrener Skifahrer ist und zwei weitere, die eckigere Kurven fahren, sowie diese hellgelbe Jacke.

Analyse der Symptomenliste

Der erste Schritt in der Fallanalyse ist das nähere Studieren der Symptomenliste des Patienten. Symptome führen uns zur kurativen Verschreibung. Die Symptomenliste in ihrer Gesamtheit wird für die Folgetermine benutzt, nur die charakteristischen Symptome werden für die Analyse hinzugezogen. Wir werden jedes Symptom während der laufenden Behandlung des Patienten immer wieder überprüfen, doch leitet uns nicht jedes Symptom zum Arzneimittel. Woher weiß der Veterinärhomöopath, welche Symptome von Wichtigkeit sind? Dieses Kapitel behandelt die Differenzierung zwischen beschreibenden Symptomen und solchen, die zur Verschreibung führen. Zu wissen, was ein solch zielführendes, oder charakteristisches, Symptom ausmacht, wird Ihnen helfen, Ihr Tier „zu sehen", und Sie sind dann darauf vorbereitet, Ihrem Homöopathen diese Symptome zu nennen.

Was macht ein Symptom nützlich für das Verständnis des Falles? Ihr Homöopath sucht nach den Symptomen, die ungewöhnlich sind, die herausstechen, die die dichteste Konsistenz in Tempo, Qualität der Detailgenauigkeit haben. Charakteristische Symptome sind im Allgemeinen solche, die auf den ganzen Körper Bezug haben (auch Allgemeinsymptome genannt), gefolgt von mentalen Symptomen, dann von spezielleren Symptomen. Weniger hilfreich sind Symptome, die vielen Krankheiten gemeinsam sind (wie Helme oder Skistöcke) oder Symptome, die nur einen Teil des Körpers betreffen. Wir besprechen alle Arten von Symptomen im Weiteren genauer.

Das vollständige Symptom

Ein vollständiges Symptom sagt uns, wie es sich anfühlt, wo es ist, was es besser oder schlechter macht und von welchen anderen Symptomen es zur selben Zeit begleitet wird.

Das vollständige Symptom ist oft charakteristisch in einem Fall. Es hat vier Aspekte: Lokalisation, oder wo im Körper das Symptom ausgedrückt wird; Modalität, oder was das Symptom verschlimmert oder erleichtert; Begleitsymptome, oder andere Symptome, die zur selben Zeit wie das Hauptsymptom auftreten; und schließlich die Empfindung, die mit dem Symptom einhergeht. Der letzte Aspekt ist für den Veterinärhomöopathen oft unerreichbar, doch wir können einen Ansatz davon erhaschen, in dem Sinne, dass zum Beispiel Schmerz plötzlich oder gradweise auftaucht, begründet auf dem Verhalten des Patienten.

„Ein einzelnes Symptom ist mehr als ein einzelner Fakt; es ist ein Fakt in Verbindung mit seiner Geschichte, seinem Ursprung, seinem Fortschritt oder seiner Richtung, und seinen Bedingungen." [1] Das bedeutet, wir müssen herausfinden, wann das Symptom begann (sein Ursprung), wie es sich über das Leben des Patienten hinweg verändert hat (seine Geschichte) und was seinen Ausdruck beeinflusst (seine Bedingungen und Modalitäten). Wir müssen außerdem achtsam nach anderen Symptomen Ausschau halten, die mit ihm einhergehen. Ihr Homöopath wählt das, was für die Geschichte Ihres Tieres am wichtigsten ist und was die Krankheit des Patienten am Ehesten charakterisiert.

Das vollständige Symptom: Lokalisation

Wo taucht das Symptom auf? Beispielsweise haben einige Hunde Warzen am Kinn und so wird das Kinn zu einem wichtigen Aspekt des Falles. Oder vielleicht ist die Hauptbeschwerde eines felinen Patienten das Nagelbett. Diese Lokalisation ist dann für den Fall relevant. Wenn das Symptom nur minder beschrieben, dafür aber klar lokalisiert ist, dann kann die Lokalisation selbst nützlich für den Homöopathen sein, wie später im Kapitel gezeigt.

Erbrechen wird im Magen lokalisiert, erhöhter Speichelfluss im Mund. Kompliziertere Zustände wie Durchfall können im Abdomen und im Rektum lokalisiert sein. Wo wird das Unwohlsein des Patienten am akutesten erfahren? Ein Hund, der ausgedehntes Krampfen nach jeder Darmbewegung erfährt, hat die Erkrankung im Rektum lokalisiert, mehr als im Abdomen. Ein anderer Hund leidet unter wässriger Diarrhoe, die von lautem Gurgeln im Abdomen begleitet wird. Hier steht natürlich das Letztere im Fokus und ist die Lokalisation der Krankheit.

Das vollständige Symptom: Modalitäten

Was erleichtert? Oder was verschlimmert das Symptom?
Das sind die Modalitäten.

Modalitäten sind ein Konzept, das schwierig zu meistern ist. Sie beschreiben, was ein Symptom verbessert (Amelioration) oder verschlimmert (Aggravation). Modalitäten skizzieren ebenso das

Auftauchen, die auslösende Causa (auslösender Faktor), oder was das Symptom hervorbringt. Sie können mit dem ganzen Patienten als auch mit dem einzelnen Symptom zu tun haben. Denken Sie an Ihre eigenen Modalitäten. Welche Tageszeit ist die beste für Sie? Wann arbeiten Sie am besten? Sind sie am glücklichsten, wenn die ganze Familie zu Hause ist, oder ziehen Sie Einsamkeit vor? Tut es Ihnen gut, getröstet zu werden, oder lassen nette Worte Sie nur mit den Zähnen knirschen? Wenn Sie Schmerzen haben, entblößen Sie den schmerzenden Bereich oder bedecken sie ihn lieber mit warmen Decken? Wenn Sie sich verkühlt haben, verlegt sich das dann ausnahmslos tiefer in Ihre Brust? Während dem Medizinstudium werden wir nicht darin ausgebildet, auf die aggravierenden Umstände zu achten, da die Information keinen Einfluss auf die Auswahl der allopathischen Medizin hat. Aber die Modalitäten sind das Eiskrönchen auf dem Kuchen, wenn es darum geht, die passende homöopathische Arznei zu finden. Eine klare Modalität, die für den Patienten charakteristisch ist, kann ein wertvoller Hinweis auf die richtige Arznei sein. Sie lassen das Bild des Patienten herausstechen.

„Mit der Modalität meinen wir die Umstände des Auftauchens, Aggravation und Amelioration jeder abnormen Empfindung, die vom Patienten genannt wird [oder, im Fall eines Veterinärhomöopathen, vom Klienten]. Unter den Modalitäten steht der auslösende Faktor (die Causa), prädisponierend (Veranlagung schaffend) ebenso wie verursachend, an erster Stelle; die Aggravationen kommen als nächstes, zuletzt die Ameliorationen. Die Modalitäten liefern uns die so sehr gebrauchten differenzierenden Charakteristika in einer sonst homogenen Gruppe. Deswegen kommt den Modalitäten vom Standpunkt der Individualisation die größte Wichtigkeit zu und eine erfolgreiche homöopathische Verschreibung wird von der Fähigkeit des homöopathischen Arztes abhängen, diese zu entlocken und korrekt zu bewerten. Das ist eine der größten Herausforderungen für den homöopathischen Arzt; sehr oft wird ein Mangel an Beobachtung auf Seiten des Arztes oder des Patienten zum Fehlen vitaler Daten im Fall führen." [2]

Die Beschreibung der Modalitäten beginnt oft mit der Phrase: „Er fühlt sich besser (schlechter), wenn... ." Was beeinträchtigt das Wohlsein Ihrer

Katze oder Ihres Hundes? Wann ist sie am glücklichsten? Was macht ihm Angst? Bringt eine Mahlzeit ihre Symptome (Durchfall, Erbrechen, abdominale Schmerzen, etc.) hervor? Wird sie anhänglich, wenn sie krank ist oder eher schnippisch und reizbar? Diese Fragen lassen Sie darüber nachdenken, was die Krankheit verbessert oder verschlechtert.

Ein Symptom kann sich ändern, je nach Tageszeit, Schlafen oder Wachen, dem Wetter oder der Jahreszeit. Der Patient kann von den Emotionen der Menschen um ihn herum beeinträchtigt sein oder von der Disziplin, die beim Training verlangt wird. Manche Patienten möchten geknuddelt und getröstet werden, andere wollen allein sein. Oft sind Modalitäten gleich über alle Symptome hinweg, das heißt, sie können auf den ganzen Patienten generalisiert werden. Die sind dann die wertvollsten Modalitäten überhaupt. Als Beispiel ein Hund, der erlaubt, dass sein infiziertes Ohr mit warmem Wasser gespült wird und gleichzeitig warme Anwendungen auf einem anderen betroffenen Körperteil zulässt. Derselbe Hund mag warme Bäder lieben. Die Modalität wird also generell und erhält dadurch mehr Wichtigkeit im Fall gegenüber einer Modalität, die nur bei einem einzelnen Symptom verzeichnet ist. Wir werden Allgemeinsymptome später in diesem Kapitel noch genauer besprechen.

Hahnemann beschreibt Modalitäten in A. 133, „Bei Empfindung dieser oder jener Arzneibeschwerde, ist es zur genauen Bestimmung des Symptoms dienlich, ja erforderlich, sich dabei in verschiedne Lagen zu versetzen und zu beobachten, ob der Zufall durch Bewegung des eben leidenden Theils, durch Gehen in der Stube oder in freier Luft, durch Stehen, Sitzen oder Liegen sich vermehre, mindere oder vergehe und etwa in der ersten Lage wiederkomme, — ob durch Essen, Trinken oder durch eine andere Bedingung sich das Symptom ändere, oder durch Sprechen, Husten, Nießen, oder bei einer andern Verrichtung des Körpers, und darauf zu achten, zu welcher Tages- oder Nachtzeit es sich vorzüglich einzustellen pflege, wodurch das jedem Symptome Eigenthümliche und Charakteristische offenbar wird."[3]

. . .

Beispiele für Modalitäten

Katzen, die nur am Morgen gerne berührt werden und den restlichen Tag
über ängstlich und leicht reizbar sind. [Aufwachen verbessert, Besserung
am Morgen]

Eine Katze, die ungeschickte Berührung zulässt (wie von einem liebenden
kleinen Kind), aber mit Zähnen und Krallen dagegen kämpft, Blut
abgenommen zu bekommen. [Verschlechterung durch Widerspruch,
Verschlechterung durch Emotionen (Angst, Furcht, Ärger)]

Ein Hund, der angreift, aber nur nachdem er einen Anfall hatte. (Lesen sie
dazu den Fall von Sire später im Kapitel.) [Schlechter nach einem Anfall,
schlechter wenn ängstlich]

Ein Hund, der sich wie verzweifelt kratzt, aber nur, wenn er milde gerügt
wird. [Verschlechterung durch Ärger, verschlechtert durch Emotionen,
Verschlechterung durch Widerspruch]

Üben Sie, die Modalitäten Ihres Tieres zu sehen. Bemerken Sie, wann
der Magen am lautesten grummelt, wann es am schwierigsten ist, zu
trainieren oder wann sie herumgetragen werden will. Passiert das nur, wenn
sie hungrig ist? Finden Sie heraus, ob sie besser frisst, wenn das Futter
angewärmt ist oder ob sie gerne im Winter am warmen Ofen liegt.
Modalitäten sind interessant und eigenartig, sie verleihen Ihren
Beobachtungen die nötige Textur. Üben Sie sich in Detektivarbeit!

· · ·

Das vollständige Symptom: Begleitsymptome

Begleitsymptome sind Symptome, die zur selben Zeit wie das Hauptsymptom auftreten.

Begleitsymptome tauchen gemeinsam auf. Beispielsweise Durchfall mit Erbrechen, Verstopfung mit Mangel an Appetit oder Zittern mit Ängstlichkeit. Dies ist ein anderer Weg, um ein Symptom vollständig zu beschreiben. „Begleitsymptome sind diejenigen Symptome, die Hauptbeschwerde begleiten, aber meist als nicht so bedeutend angesehen werden, da sie den Patienten nicht im selben Ausmaß beeinträchtigen. Die einzige Verbindung, die Begleitsymptome mit der Hauptbeschwerde haben, ist ihr Auftreten zur selben Zeit." [4]

Beispiele für Begleitsymptome können in den beschriebenen Fällen dieses Buches gefunden werden. Beispielsweise Charlies Jucken (aus dem Kapitel Fallaufnahme) hatte folgende Begleitsymptome: Hecheln, rote Augen mit klarem, klebrigem Ausfluss, roter Bauch, Wundschorf nach Kratzen und heftiges Kopfschütteln. Mandrakes trockener, bellender Husten (später in diesem Kapitel) ist assoziiert mit reduziertem Appetit, Frösteln und Lahmheit der Vorderläufe. Sehen Sie, dass die Begleitsymptome kein Teil des assoziierten Symptoms sind? Bei einem juckenden Ohr zum Beispiel sind eine Rötung der Ohrenklappe und eine Schwellung im Gehörgang keine Begleitsymptome, sondern Teil desselben Symptoms, das mit den Ohren zu tun hat. Juckende Ohren und Lahmheit dagegen sind begleitend. Ein weiteres Beispiel ist Tiberus emotionale Gereiztheit Katzen gegenüber, begleitend zu seinen respiratorischen Symptomen (später in diesem Kapitel). Begleitsymptome sind wertvolle

Zusätze auf der Symptomenliste und sehr hilfreich dabei, eine kurative Arznei zu finden.

Das vollständige Symptom: Empfindungen

Das ist der finale Aspekt eines vollständigen Symptoms. Unglücklicherweise sind die Empfindungen oft unerreichbar für den Veterinärhomöopathen. Die Empfindungen sind nur denjenigen Homöopathen zugänglich, die direkt mit ihren Patienten sprechen können. „Ein abnormale Empfindung, die durch den Patienten in irgendeinem Teil seines Körpers erlebt wird oder die der Patient generell erfährt, liefert dem Arzt den besten Beweis für Krankheit. Ein homöopathischer Arzt ist im Besonderen an diesen abnormalen Empfindungen interessiert, die nicht leicht auf der Basis pathologischer Veränderungen erklärt werden können, wenn sie auftauchen; sie indizieren ihm die Individualität des Patienten, auf der die Auswahl der gleichklingenden Arznei basiert. Oft wird die starke Intensität der Empfindung sie zu einer charakteristischen Besonderheit machen. [5]

Humane Patienten können ein Summen, Klammern, Zwicken, Stechen oder Hämmern beschreiben, eventuell in Verbindung mit Kopfschmerz oder abdominalen Spannungen. In unseren animalischen Patienten können wir oft das *Resultat* solcher Empfindungen sehen. Der Patient stupst vielleicht seine Nase plötzlich auf ein bestimmtes Areal, knabbert an der Haut, was andeutet, dass die Empfindung hier plötzlich erschienen und im gewissen Maß intensiv ist. Tiere geben Empfindungen auch stimmlich wieder, was sich einem scharfsinnigen Halter erschließt. Doch dieser Aspekt des vollständigen Symptoms wird eher unbeholfener ermittelt oder ist in einem veterinären Fall komplett abwesend.

Allgemeine Symptome

Allgemeinsymptome, oder generelle Symptome, treffen eher auf das „Ich" als auf das „Mein" zu.

Allgemeinsymptome sind sehr hilfreich für den Homöopathen, da sie oft ein verlässlicher Hinweis zur kurativen Arznei sind. Allgemeine Symptome betreffen den ganzen Körper und haben deswegen meist mit dem Schlaf, der Libido, mentale Prozessen, Emotionen oder der Körpertemperatur, wie einem Frösteln oder Schwitzen zu tun (Hunde und Katzen schwitzen nur an ihren Fußsohlen, aber dieses Symptom darf generalisiert werden, außer, es betrifft nur einen Fuß). Im Bezug auf menschliche Patienten, „ist das Allgemeinsymptom dasjenige, das vom Patienten als Ganzes erfahren wird; der Patient bezieht sich nicht auf diese Beschwerden mit „Mein"; im Gegenteil, „Ich" nimmt hier den Platz ein, wenn der Patient über diese Beschwerden spricht. Es ist offensichtlich, dass diese Allgemeinsymptome tendenziell den Patienten als Ganzes beschreiben und sie daher von größerem Wert für die homöopathische Verschreibung sind."[6] Auch der Klient wird, in Bezugnahme auf den Patienten, Pronomen benutzen, wenn er diese allgemeinen Symptome beschreibt, so zum Beispiel „sie" oder „er" anstelle von „sein...(Schwanz)" oder „ihre...(Tatze)". So wird die Aussage, „sie liegt so nahe am Ofen, dass ihre Schnurrhaare versengt werden", zur Wiedergabe eines allgemeinen Symptoms, wohingegen, „ihre Füße fühlen sich kalt an, wenn man sie berührt", ein eigentümliches Symptom beschreiben, was wir als nächstes besprechen werden.

· · ·

Kategorien für Allgemeinsymptome

Mentale und emotionale Symptome (Geist- und Gemütsymptome)
Intelligenz
Persönliche Merkmale (wenn überhöht)
Geselligkeit zu Tieren und Menschen

Furcht (vor Gewittern, Geräuschen, Fremden, Wind, Berührung, angesehen
  zu werden)
Energieniveau
Stärke
Gang und Bewegungsstörungen
Durst
Appetit
Besondere Verlangen oder Abneigungen
Körpergewichtsprobleme
Reproduktionsstörungen
Fellpflege Gewohnheiten (Besonders bei Katzen)
Präferenzen für Hitze oder Kälte
Schlafstörungen
Wachstum und Entwicklung

• • •

Mentale und Emotionale Symptome (Geist- und Gemütsymptome)

Ein Typ von Allgemeinsymptomen, die von großem Nutzen sind für
Ihren Homöopathen, sind die Geist- und Gemütsymptome. Erinnerungen,
Emotionen, Reaktionen während des Trainings, Beziehungen, Interaktion
mit Anderen, all diese involvieren den Geist und die mentalen Fähigkeiten.
Mentale Symptome können sehr schwierig mit einem physischen
Allgemeinsymptom unserer animalischen Patienten zu differenzieren sein.
Als Beobachter ist es schwer, zu unterscheiden, ob ein Tier sich im Geist
besser fühlt oder im Körper. Wie auch immer, beides sind wichtige Zustände
und die Unterscheidung ist nicht immer von Bedeutung. Um mentale und
emotionale Zustände zu erfassen, wird Ihr Homöopath Sie über
Zuneigungen und Abneigungen befragen, über Ängste, was passiert, wenn es
an der Tür läutet oder es Zeit ist, in den Anhänger zu gehen, oder wie Ihr
Tier während dem Training reagiert. Die beste Art der Antwort auf diese

Fragen ist die simple Beschreibung dessen, was Sie sehen. Vermeiden sie Interpretationen, wann immer möglich, da diese ‚mit Tücke erfüllt sind' und zu unpassenden Verschreibungen führen können. Geben Sie an, was Sie beobachten, nicht was Sie denken, dass der Patient denkt.

Wenn Sie beispielsweise glauben, dass Ihr Hund über den Verlust eines Gefährten trauert, so sagen Sie dies Ihrem Homöopathen, aber sprechen Sie auch über das Warum. Was sehen Sie in Ihrem Tier, das von Traurigkeit spricht? Verstecken, Mangel an Appetit, Reizbarkeit, Schlafprobleme oder anderes? Beachten Sie das eigentümliche Verhalten oder den Ausdruck und berichten Sie davon mehr als von Ihren Interpretationen.

• • •

Eigentümliche Symptome

Eigentümliche Symptome lassen Sie staunen und sie lassen sich auch nicht wegerklären.

Eigentümliche Symptome sind oft die hilfreichsten für Ihren Homöopathen. Sie sind charakteristisch für das passende Arzneimittel. Eigentümliche Symptome stechen durch ihre ungewöhnliche Natur hervor oder zeichnen sich durch unerklärbare Intensität aus. Beispiele aus Fällen in diesem Buch wären zum Beispiel das reine Blut, das aus Hogarths Nase abgesondert wurde, beschrieben als „wie ein Schnitt", das sich mit schleimigem Ausfluss abwechselte; Sires rasende Gewalt nach einem Anfall (besonders, wenn man sein sonst mildes Auftreten bedenkt — später in diesem Kapitel zu lesen); Charlies Fellverlust, nur um ein Auge herum (im Kapitel ‚Fallaufnahme'); Mandrakes Neigung dazu, gegen die Wände der Praxis oder den Rücken seines Halters zu prallen, wenn er hungrig ist; ein Husten, während er lahmt (später in diesem Kapitel zu lesen). Eigentümliche Symptome können nicht einfach wegerklärt werden, wie es Schweiß während einem Fieber wäre oder Ängstlichkeit beim Maßregeln. Aus diesem Grund sind eigentümliche Symptome ein hilfreicher Indikator für eine

Arznei, denn sie bezeichnen die Natur der Krankheit des Patienten besonders klar, mehr als gewöhnliche Symptome dies könnten, welche wir als nächstes besprechen. Eigentümliche Symptome machen den Patienten einzigartig.

A. 153 erinnert den Praktizierenden daran, „... die *auffallendern, sonderlichen, ungewöhnlichen* und *eigenheitlichen* (charakteristischen) Zeichen und Symptome des Krankheitsfalles, besonders und fast einzig fest in's Auge zu fassen; denn *vorzüglich diesen, müssen sehr ähnliche, in der Symptomenreihe der gesuchten Arznei entsprechen*, wenn sie die passendste zur Heilung sein soll."[7]

A. 154 fügt hinzu: "Enthält nun das, aus der Symptomen-Reihe der treffendsten Arznei zusammengesetzte Gegenbild, jene in der zu heilenden Krankheit anzutreffenden, besondern, ungemeinen, eigenheitlich sich auszeichnenden (charakteristischen) Zeichen in der größten Zahl und in der größten Aehnlichkeit, so ist *diese* Arznei für *diesen* Krankheitszustand das passendste, homöopathische, specifische Heilmittel; eine Krankheit von nicht zu langer Dauer wird demnach gewöhnlich durch die erste Gabe desselben ohne bedeutende Beschwerde aufgehoben und ausgelöscht."[8] Unglücklicherweise handelt es sich in den meisten unserer veterinäre Fälle um angeborene, vererbte Krankheiten und benötigen deswegen mehr als eine Gabe eines Arzneimittels, doch der Wert, sich auf ein befremdliches, seltenes und eigentümliches Symptom zu verlassen, bleibt bestehen. Kent schreibt: „Die Dinge, die charakteristisch sind, sind die Dinge, die sie zögern lassen, die Sie meditieren lassen."[9]

Gewöhnliche Symptome: Von wenig Hilfe für den Fall

Gewöhnliche Symptome, auf der anderen Seite, führen meist nicht zu einem passenden Arzneimittel. Diese Symptome sind leicht erklärbar und wenig eigentümlich für den Patienten, wie zum Beispiel Gewichtsverlust bei einer felinen Schilddrüsenüberfunktion oder häufiges Urinieren während einer Blasenentzündung. Gewöhnliche Symptome haben typischerweise keine klaren Modalitäten und sind deswegen von wenig Nutzen für den Fall. Beispielsweise ist es bei einer Katze mit Nierenstörung gewöhnlich, dass sie sehr viel trinkt, Katzen mit eingeschränkter Nierenfunktion zeigen ganz allgemein einen erhöhten Wasserbedarf. Diese Symptome sind sehr verbreitet, daher wenig hinweisend für die richtige Behandlung. Herzrasen bei einer Katze mit Schilddrüsenüberfunktion wäre ein weiteres Beispiel für ein Symptom, das nicht zu einer Arznei führen wird (das ist ein sehr gewöhnliches Symptom bei diesem Zustand), ebenso wenig verdient ein schlaffes Abdomen bei einem Hund mit Nebennierenproblemen weitere Aufmerksamkeit, denn diese Patienten haben typischerweise einen schwachen abdominalen Muskeltonus. Wohingegen eine durstige Katze mit gesunden Nieren um vieles eigentümlicher ist, da Katzen typischerweise nicht oft zur Wasserschale wandern, außer sie werden mit Trockenfutter gefüttert. Ungewöhnliche und unerklärliche Symptome sind wesentlich nützlicher für die Bestimmung einer kurativen Arznei.

Ihr Veterinärhomöopath wird diese gewöhnlichen Symptome bei den Folgebehandlungen durchaus beachten und Sie danach fragen, wie der Fortschritt bei diesen ist, um die Verbesserung des Patienten allgemein zu bestimmen. Doch dienen sie nicht als führend, wenn es um die Auswahl der richtigen Arznei geht. Behalten Sie im Gedächtnis, das ein eigentümliches Symptom ein gewöhnliches Symptom maskieren kann, bis es im Kontext gesehen wird. Kent beschreibt, wie einfach es ist, ein Symptom eigentümlich zu nennen, wenn das Interview beendet wird, bevor alle Fragen endgültig beantwortet sind: „In der Krankheit sind die Symptome eigentümlich, die nicht erklärt werden können; etwas, das begründet werden kann, ist oft nicht so eigentümlich; eigentümliche Dinge sind dem Menschen weniger bekannt. Ein Beispiel wäre ein Patient, der nur mit den Füßen auf dem Schreibtisch oder mit angehobenen Beinen sitzen kann; er leidet stark und wegen dem Leiden ist er gezwungen seine Füße hochzulegen. Das Symptom wird aufgenommen werden als ‚Verschlechterung durch Herabhängenlassen der Füße'. ‚Also, was genau meinen Sie damit?' ‚Warum? Wenn ich meine Füße hängen lasse, dann senkt sich mein Gesäß auf den Stuhl und da habe ich einen schmerzhaften Punkt.' Das ist nun eine völlig andere Sache. Sie müssen herausfinden, dass es sich um einen alten Mann handelt mit einer vergrößerten Prostata, die von Zeit zu Zeit sehr schmerzhaft ist und weh tut, wenn er die Beine hängen lässt, so dass die Drüse in Kontakt mit dem Stuhl kommt. Wir sehen also, dass die wahre Zusammenfassung dieses Falles eine vergrößerte und schmerzende Prostata ist, verschlimmert durch Druck, und alles was sie von diesem Symptom gelernt haben, ist, dass die Drüse empfindlich gegenüber Berührung ist, was ein gewöhnliches Symptom ist. Es gibt andere Gegebenheiten, bei denen das Hängenlassen der Füße den Patienten erleichtert; nehmen Sie beispielsweise eine Periostitis [Schmerzen in den Knochen] bei der der Schmerz erleichtert wird durch das Hängenlassen der Füße. Niemand kann erklären, warum der Fuß weniger schmerzt, wenn er herabhängt. Der Patient liegt auf dem Bett mit auf der Seite heraushängenden Füßen und warum er nicht einfach auf dem Rücken liegen kann, kann niemand erklären."[10] Dieses Symptom ist eigentümlich, nicht gewöhnlich.

Lokale Symptome: Auch von wenig Hilfe den Fall

Lokalsymptome sind solche, die einen Teil des Körpers betreffen, nicht den Patienten in seiner Ganzheit. Ohrentzündungen, Hornhautaffizierungen, Gingivitis (Zahnfleischentzündung), dies alles sind lokale Symptome. Allein für sich sind Lokalsymptome nicht so hilfreich wie Allgemeinsymptome mit Modalitäten, aber wenn eine Gruppe von Lokalsymptomen alle die gleiche Qualität teilen, dann können Sie generalisiert werden und den Auftrag des praktizierenden Homöopathen um ein Vielfaches einfacher machen. Beispielsweise bei einem Patienten mit einem grünlichen Ausfluss aus den Augen, der außerdem grünen Vaginalausfluss neben einem eitrigen Ausfluss aus der Nase hat, darf dies zusammengefasst werden als ‚grüner Ausfluss‘, der im Arzneimittel zu finden sein muss. Oder wie Kent es benennt, „...nachdem Sie die Lokalsymptome aller Regionen des Körpers gesammelt haben, könnten Sie bemerken, dass bestimmte Symptome sich durch alle Lokalitäten hindurchziehen. Diese Symptome, die durchweg lokal gefunden werden, werden zu allgemeinen Symptomen, ebenso wie zu Lokalen. Etwas, das auf alle Organe zutrifft, ist übereinstimmend mit der ganzen Person selbst. Etwas, das alle Teile des Organismus modifiziert, ist derart, dass es mit dem allgemeinen Zustand zu tun hat." [11] Also sind Lokalsymptome nur für sich selbst stehend nicht besonders nützlich, aber wenn sie sich in mit anderen Lokalsymptomen zu einem Muster gruppieren, werden sie recht wertvoll.

Ein weiteres Beispiel, das Kent beschreibt, ist: „Der Patient sagt, ‚Ich habe so viel Brennen', und wenn Sie ihn untersuchen, finden Sie heraus, dass sein Kopf brennt, seine Haut brennt, dass da ein Brennen im Anus ist, brennender Urin, jede betroffene Region brennt. Sie finden, dass das Wort ‚brennen' eine generelle Eigenart seiner Krankheit ist. Wäre es nur in einem Organ, so wäre dies lokal, aber etwas, dass sich auf den Menschen als Ganzes bezieht, ist etwas Generelles."[12] „Etwas Generelles" ist ein Allgemeinsymptom und damit sehr wertvoll.

• • •

Lassen sie uns einen Fall betrachten, der ein vollständiges Symptom enthält, das eine durchweg beschriebene Veränderung des Zustandes der Gesundheit des Patienten darlegt. Zur Wiederholung, vollständige Symptome setzen sich aus Lokalisation, Modalität, Begleitumständen und Empfindung zusammen. (Letzteres ist im veterinären Fall abwesend.) Hier ist also ein Beispiel von einem jungen Hund mit chronischem Durchfall:

• • •

Harriets Symptomenliste:

Lokalisation: Gastrointestinales System
Modalität: schlechter in der Mitte der Nacht
Begleitsymptome: "schreckliche" Unfälle, ein Spritzer hier, ein Träufeln dort"
Lokalsymptome: sehr wässriger Kot, breiig mit schleimiger, gelatineartiger Struktur, „papiertütenbraun", in Stücken, manchmal mit scheußlichem Geruch, wacht keuchend und wimmernd auf

• • •

Harriet ist ein Beispiel für einen Fall mit lokalen Symptomen, die eigentümlich sind und daher sehr nützlich für den Fall. Harriet ist schwer inkontinent bei ihrem Durchfall, wie durch die Unfälle und das Tröpfeln gezeigt. Sie ist offensichtlich verstört wegen dieses Zustandes, zeigt dies durch Keuchen und Wimmern. Die kurative Arznei muss ihren Fokus auf den Verdauungstrakt haben, zusammen mit Inkontinenz und mentalem Elend.

Harriets Durchfall verschwand nach einer Gabe ihrer Arznei.

· · ·

Wir haben besprochen, welche Arten von Informationen für Ihren Homöopathen am wertvollsten sind. Nachdem charakteristische Symptome gesammelt wurden, was passiert als nächstes? Die Repertorisation, oder der Abgleich der charakteristischen Symptome des Patienten mit den charakteristischen Symptomen einer Arznei. Wir behandeln dies im folgenden Kapitel, ‚Repertorisation‘.

Sie haben nun gesehen, wie aufmerksam die Symptome eines Falles studiert werden. Betrachten wir eine weitere Fallaufnahme. Hier sind die Hauptpunkte des Gesprächs, noch bevor ich irgendwelche Fragen gestellt habe:

· · ·

Sire, ein drei Jahre alter, kastrierter, männlicher Deutscher Schäferhund mit epileptischen Anfällen, nach denen Aggression folgt:

Bekommen von einem angesehenen Züchter im Alter von dreizehn
    Monaten.
Das Körpergewicht beträgt 91 Pfund, was ein gutes Gewicht für ihn ist.
Der Klient ist der vierte Halter.
    Alle vorherigen Halter wurden vom Militär eingezogen.
    Einer hatte einen zweiten Hund.

Hat Themen mit Eifersucht, der Klient wird also keinen weiteren Hund anschaffen.

Der erste Anfall war am 22.4.2010.

Grand mal Anfall (unter Einbezug des ganzen Körpers), Dauer weniger als eine Minute.

Zweiter Anfall am 2.5.2010.

Richtig steif, fällt zur Seite, schnaubt und prustet als wäre er eine Meile gerannt.

Versucht danach den Klienten zu attackieren.

• • •

Die Geschichte kommt zum Stillstand. Schauen Sie sich die Liste an und denken Sie darüber nach, welche Leerstellen Sie füllen wollten. Ich frage, wie Sire mit seiner vorherigen hündischen Hausgenossin zurecht gekommen ist und möchte dann mehr über sein Thema mit der Eifersucht hören.

WJ: „Wie zeigt er seine Eifersucht ?"

Klient: „Er kommt rüber, um Aufmerksamkeit zu suchen, wenn der andere Hund welche bekommt."

WJ: „Was meinen Sie mit ‚attackieren'?" (Dies passierte nach seinem Anfall.)

Klient: „Er stürzte sich auf mich, schnappte, mehr erschreckt, rannte dann in den hinteren Teil des Hauses, verwirrt, nicht wissend was vor sich geht."

WJ: „Was passierte nach dem zweiten Anfall?"

Klient: „Er brauchte fünf Minuten, um wieder zu sich zu kommen... ich bewegte mich, er zuckte zusammen, er bewegte sich, ich zuckte zusammen, und dann war er darüber hinweg."

Das Bild wird klarer, da ich mehr Einzelheiten erfahre. Ich verstehe nun den Grad seiner Eifersucht besser, genauso wie die Situation, die sie auslöst. Für die Aggression nach seinem Anfall haben wir nun ein klareres Bild, der Schwergrad wird erkennbar, basierend auf der Aufmerksamkeit und Reaktionsfähigkeit des Klienten nach dem zweiten Anfall. Ich fülle die leeren

Stellen gemeinsam mit dem Klienten, statt eigene Vorstellungen oder vorherige Erfahrungen einzufügen. Es wäre einfach, Sires Eifersucht oder Anfälle wie in den letzten Fällen von Eifersucht und Epilepsie zu sehen, denn in der medizinischen Ausbildung wurde ich darauf geschult, mehr die Gemeinsamkeiten zwischen den Patienten zu beachten als deren individuelle Ausprägung. Aber Homöopathie verschreibt auf Basis der Individualität, mit dem Ziel, dafür eine kurative Behandlung zu finden. Hier kommen Sie ins Spiel, die Person, die mit dem Patienten zusammenlebt, die mit ihm spazieren geht, ihn streichelt und auf dem Schoß hält, mit ihm gesellig ist und trainiert. Sie sind der Experte.

• • •

Der finale Schritt in der Fallaufnahme ist die direkte Beobachtung des Patienten selbst, eine körperliche Untersuchung eingeschlossen. Dr. Close beschreibt die sich dem scharfsinnigen Untersucher oder auch dem informierten Klienten erschließenden Einzelheiten wie folgt: „Ist ein Patient ans Bett gebunden [oder nicht in der Lage aufzustehen], wird der Untersucher die Position im Bett betrachten, die Art und Weise des Bewegens und des Umdrehens, seine Atmung, den Zustand seiner Haut, Farbe und Geruch des Schweißes [untersuchen Sie bei Katzen und Hunden die Füße], den Geruch der Ausatmung, des Mundes und des Körpers, die Beschaffenheit von Absonderungen, die Verbindung zwischen der Empfindungen des Patienten und der Atmosphäre oder der Temperatur im Raum, was durch die Menge an Decken angezeigt wird, der Ventilation, Eisbeuteln, Wärmflaschen, etc. [Sie könnten herausfinden, ob diese Arten von Interventionen ihrem Tier helfen] — diese und viele weitere Punkte können von einem aufmerksamen Untersucher, vielleicht ohne auch nur eine Frage zu stellen, bemerkt werden und werden hilfreiche Hinweise für die Auswahl der Arznei sein."[13]

• • •

Sires Zeitachse:

2007	Geburtsjahr
2008	Adoptiert (hatte vorher drei weitere Zuhause); "Mittelpunkt der Party", "Eifersuchtsthemen"
2009	Umzug in einen anderen Staat
09.09	Umzug ins jetzige Haus
01.10	Der Klient hatte einen Zeitraum mit einer sehr anstrengenden Arbeitstätigkeit
22.04.10	Erster Anfall, gefolgt von zweitem Anfall am 02.05.10
07.05.10	Homöopathische Erstaufnahme

• • •

Diese Zeitachse ist nicht so hilfreich wie die der vorangegangenen Fälle, da die Aufzeichnung über die frühen Jahre des Hundes fehlen. Wir können aber sehen, dass sich der erste Anfall kurz nach dem sehr anstrengenden Arbeitsverhältnis, in dem der Klient sehr belastet war, ereignet hatte. Wert, bemerkt zu werden. Sire ist ein ängstlicher Hund (in Bezugnahme auf die Symptomenliste auf den nächsten Seiten). Er ist schreckhaft bei Gewittern und anderen lauten Geräusche. Gern ist er mit Menschen und anderen Hunden zusammen. Zu Hause liegt er immer nahe beim Klienten. Er bellt aufgeregt und zieht an der Leine, um zu anderen Hunden zu gelangen. Definitiv hat er unter dem Stress des Klienten gelitten. Er ist ein ängstlicher, reaktiver Hund, der Gesellschaft sucht. Das heißt nicht, dass Angst Epilepsie auslöst, aber die Angst kann Sires chronische Krankheit mit Sicherheit verschlimmert haben. Deswegen ist eine seiner Modalitäten „Verschlimmerung durch Angst". Auch von Bedeutung ist, dass er in seinem eigentlich noch so kurzen Leben so oft das Zuhause gewechselt hat. Mehr Stressfaktoren, die wahrscheinlich die Entwicklung seiner chronischen Krankheit vorangetrieben haben.

Wie vorher besprochen ist die Zeitachse sehr hilfreich, wenn anscheinend neue Symptome während der Behandlung auftauchen. Wenn der Behandler das „neue" Symptom auf der Zeitachse verzeichnet findet, so ist er versichert, dass alles in eine gute Richtung läuft. (Erinnern Sie sich, dass wir sagten, dass alte Symptome bei einer positiven Antwort auf eine Arznei zurückkehren?) Wenn das Symptom wirklich neu ist und bestehen bleibt, dann wiederum ist das ein Hinweis darauf, dass das Arzneimittel gewechselt werden muss. Wir werden in späteren Kapiteln noch genauer besprechen, wie nach der Arzneimittelgabe vorgegangen wird.

Herings Gesetz, vorgestellt im Kapitel der Fallaufnahme unter „Zeitachse", besagt, dass Symptome oft in umgedrehter Reihenfolge zurückkehren, in der sie zuerst aufgetaucht sind. Eine akribisch genaue Zeitachse illustriert grafisch das Auftauchen und Verschwinden jedes Symptoms und liefert dem Veterinärhomöopathen eine klare Richtlinie, um den Fortschritt im Fall Ihres Tieres zu bewerten. Wenn Symptome zurückkehren und dann verschwinden, in umgedrehter Reihenfolge ihres ersten Auftauchens, dann ist alles gut. Die Zeitachse ist die Richtschnur des Homöopathen. Wenn der Patient allerdings gut auf die initiale Verschreibung reagiert und dann ein sehr altes Symptom zurückkehrt, zusammen mit signifikantem Unwohlsein, so ist der Homöopath viel eher besorgt, als wenn das erste zurückkehrende Symptom ein erst kürzlich zurückliegendes wäre. Die Zeitachse erdet uns in der Geschichte Ihres Gefährten und versieht uns mit den Hinweisen zu seinem ganz eigenen Pfad, den er in Richtung Heilung gehen wird.

· · ·

Sires Symptomenliste:

Liebt Menschen, "Mittelpunkt jeder Party"

Sehr stimmreich, wenn er aufgeregt ist, bellt „nicht im Spiel"
    zieht an der Leine, um zu anderen Hunden zu gelangen
Ängstlich oder voller Furcht
    während lauter Geräusche oder Gewittern
    wenn plötzlich etwas herunterfällt
    "wirklich schreckhaft," geht in seine Hütte oder läuft weg
„Themen des Verlassenwerdens" (Altes Symptom)
    klettert auf den Schoß des Klienten, nachdem er im Zwinger war
    versucht aus dem Auto zu klettern, wenn er allein gelassen wird
Epileptische Anfälle, gefolgt von Aggression
    Furcht nach den Anfällen ? (unsicher)
    Ruhelosigkeit vor den Anfällen
    "bleibt immer mit mir in Berührung" (der Klient), aber bewegt dabei seinen Körper
Mag kaltes Wasser, Toilettenwasser, Wasser aus dem Hahn (bevor es erwärmt wird)
Zieht die kühleren, unteren Stockwerke während heißem Wetter vor
    schläft die ganze Nacht in der Duschwanne
Juckreiz, schuppige Haut (Dies trat später im Fall nach der ersten Verschreibung auf, also füge ich es der Symptomenliste hinzu.)

• • •

Die Symptomenliste ist nicht perfekt. Veterinärhomöopathen verlassen sich auf Sie und die Gesundheitsunterlagen des Patienten, um alle Symptome ins Gedächtnis zu rufen und akkurat aufzuzeichnen. Manchmal müssen wir beispielsweise etwas wie „Themen des Verlassenwerdens" notieren. Diese Beschreibung kann richtig sein oder auch nicht, aber sie erinnert mich daran, in einer der zukünftigen Folgebehandlungen nachzufragen, wie es Sire geht, wenn er allein gelassen wird. Tieren, die nicht unsere Sprache sprechen, zu helfen, ist keine leichte Aufgabe. Wir alle haben die Neigung, die Symptome unserer Tiere zu interpretieren und die Interpretation nimmt oft eine ganz eigene Lebendigkeit an. Je mehr wir bei dem bleiben können, was wir sehen, hören, riechen und fühlen, umso eher wird uns die Symptomenliste zum richtigen Arzneimittel führen.

• • •

Beachten Sie das sehr hilfreiche, vollständige Symptom in Sires Liste (Anfall):

Lokalisation: Neurologisches System
Modalität: Während der Nacht
Begleitsymptome:
Vor dem Anfall: ruhelos, will beim Liegen Berührung, aber bewegt sich.
Während dem Anfall: richtig steif, fällt zur Seite; keucht und prustet, als wäre er eine Meile gerannt; Blase und Darm entleeren sich.
Nach dem Anfall: Furcht? Versucht, den Klienten zu attackieren, als dieser sich ihm mit einem Handtuch nähert; stürzt vor und schnappt, Verwirrung, „[Er ist sich] nicht sicher, was vor sich geht"; braucht fünf Minuten, um zu sich zu kommen. (Dies sind sowohl mentale als auch eigentümliche Symptome.)

• • •

Sire leidet unter epileptischen Anfällen, ein generalisiertes Symptom, aber der Anfall selbst ist nicht charakteristisch. Wie bei den meisten Anfällen wird der Patient steif, fällt hin, schnaubt und keucht. Auch die unwillkürliche Entleerung der Blase und die Defäkation sind üblich. Patienten sind auch oft ruhelos vor einem Anfall, dies ist ein gewöhnliches Symptom und daher nicht so hilfreich oder charakterisierend für Sires Krankheit. Das Eigentümliche in seiner Geschichte ist die Aggression nach dem Anfall. Sire ist ein freundlicher Hund und sein Verhalten sticht als wirklich ungewöhnlich hervor, steht nicht nur im Gegensatz zu seiner Persönlichkeit, wenn es ihm gut geht, sondern auch zu anderen Patienten nach einem Anfall. Wir haben nun ein detailliertes und spezifisches Bild von diesem Patienten, statt der Einheitsbeschreibung für Epilepsiepatienten. Das ist von Bedeutung, bevor wir dazu übergehen, eine kurative Arznei zu suchen.

• • •

In Sires Fall war Sulfur die Arznei mit der größten Übereinstimmung. (Die Arzneimittelauswahl werden wir im nächsten Kapitel, ‚Repertorisation‘, genauer besprechen.) Es folgt die Beschreibung von Sulfur aus der Materia Medica, in der zu sehen ist, wie nah das Mittel an Sires Zustand kommt:

Sulfur:
Nerven: Unbehagen und Erregung im Nervensystem; kann nicht lange sitzen; bewegt selbst im Liegen die Füße... Konvulsionen nach unterdrückten Ausschlägen; entfernt oft die Neigung zu Konvulsionen ...[14] (Die Anfälle tauchten wieder auf, nachdem Sires Hauterscheinungen verschwunden waren, was ein weiterer Hinweis auf Sulfur ist.)
Gemüt: Wahnsinnig wütend; wandert in den Straßen herum; nach Unterdrückung von Tinea Capitis [Ringelflechte, ein juckender schuppender Hautausschlag am Kopf]. [15] Sehr erregt und sehr leidenschaftlich. [16]
Appetit: Großer Durst auf eiskalte Getränke. [17]
Temperatur: Kann nicht lange an heißen Orten ausharren.... [18]

• • •

Sulfur war nicht Sires erste Arznei, aber es war die Arznei, die ihm am meisten geholfen hat. Nach einer anderen früheren Verschreibung in diesem Fall begann Sires Haut zu jucken und wurde schuppig. Wir warteten. Als die Manifestation dieses Zustands vorüberging, kamen die Anfälle zurück. Die Hautbeschwerden und ihre Verbindung zu Sires Anfällen halfen mir, die leeren Stellen zu füllen und machten es möglich, die kurative Arznei zu finden. Die Unterdrückung eines Hautzustandes (Sires juckende und schuppende Haut) gefolgt von wesentlich schlimmeren Symptomen (seine Anfälle) sind ein Markenzeichen von Sulfur. Auch das beschriebene Unbehagen von Sulfur entspricht dem von Sire vollkommen. Oder mit den

Worten des Klienten, Sire „liegt in Berührung mit mir da, doch bewegt er sich dabei die ganze Zeit". Das ist sehr nah an „muss selbst im Liegen ständig die Füße bewegen." Sulfur ist eine zufriedenstellende Wahl. Darüber hinaus ist dieses Arzneimittel gut bekannt dafür, Durst auf kaltes Wasser zu haben, und interessanterweise wird auch genannt, dass es „wahnsinnig wütend" ist, wenn auch nicht im Zusammenhang mit den Anfällen. Ich hätte eine direktere Verbindung zwischen dem emotionalen Zustand und den Anfällen vorgezogen, aber diese Arznei passt im Fall, wie die positive Reaktion zeigt.

Sire ist nun acht Jahre alt und es geht ihm sehr gut mit Sulfur. Nachdem er es bekommen hat, hatte er nur noch einen weiteren Anfall (direkt am nächsten Morgen). Er war seitdem in den letzten vier Jahren, in der Zeit, in der ich dieses Buches schrieb, anfallsfrei und hat in den letzten 17 Monaten keine weitere Gabe benötigt.

• • •

Hier nun der Fall von Mandrake, einem fünf Jahre alten, kastrierten Kurzhaarkater, der plötzlich nicht mehr in der Lage war zu urinieren. Studieren Sie seine Symptomenliste und schauen Sie, ob diese für sie lebendig wird. Die Klientin wurde wörtlich zitiert, wenn die Beschreibung besonders ausdrucksstark war.

• • •

Mandrakes Symptomenliste:

Aggression
    mag es nicht, eingesperrt zu werden
    prallt gegen die Wände der Klinik
    prallt gegen Rücken der Klientin, wenn sie auf dem Boden sitzt „Verwüstung anrichtend"
    beißt und kratzt, wenn man ihn von einem Stuhl nehmen möchte
    „ein wilder Mann"
Exzessiver Hunger

schlägt die Zähne in das Bein der Klientin, wenn er auf sein Abendessen warten muss

Bellender, trockener Husten (der lokale Tierarzt hat eine bakterielle Pneumonie diagnostiziert)

"quälendes " Geräusch (bei seinem Husten)

beginnt immer, wenn das Wetter abkühlt

Begleitsymptome (Symptome die zur selben Zeit auftauchen wieder Husten):

>   keucht nach heftigem Spielen
>
>   spielt nicht mehr viel; „die Energie ist recht mager"
>
>   der Appetit ist etwas weniger; „hat in letzter Zeit nicht jeden Bissen hinuntergeschlungen "
>
>   fröstelt, liegt auf dem Computerbildschirm oder unter Lampen
>
>   lahmt abwechselnd an den Vorderpfoten, läuft „geflissentlich vorsichtig", als ob er Schmerzen hätte

Rote Linie auf dem Zahnfleisch, über dem rechten oberen Eckzahn, dunkelrosa

Dreckiges Wachs bildet sich in beiden Ohren

>   juckende Ohren "streckt eines seitlich heraus, hält an und kratzt"

Abszess mit übelriechendem, blutenden, gelben, dicken Ausfluss (historisch)

Beginn der Krankheit (Urinalbeschwerden), nachdem er eine ganze Nacht im Kalten und Nassen gewesen war

>   im Vorfeld wurde sein Schwanz in der Tür eines Lastwagens eingeklemmt
>
>   strengt sich lange Zeit an, sondert dann kleine Mengen an Urin ab
>
>   tropfender Urin im Auto, während der Fahrt zur Klinik
>
>   während dem Besuch beim Tierarzt sondert er „Tonnen von Urin, die herausschießen" ab
>
>   kann seine Blase willentlich entleeren, leert seine Blase aber nicht vollständig

Begleiterscheinung: Erbrechen brauner Flüssigkeit

· · ·

Diese Liste deckt alle bekannten Bereiche ab, in denen sich Mandrakes Krankheit ausdrückt, zum jetzigen Zeitpunkt und in der Vergangenheit. Sie enthält nicht nur Symptome, die seinen Harntrakt betreffen, sondern auch die seiner Atemwege, seiner Ohren und wie er mit Emotionen umgeht. Bemerken Sie auch die detailreiche Beschreibung des Ausflusses seines Abszesses. Arten von Ausfluss sind sehr wichtig, um den Zustand einer Krankheit zu definieren. Mandrake ist ein kratzbürstiger Kater mit einer starken Persönlichkeit, der nichts auf lasche Weise macht. Sehen Sie auch das vollständige Symptom in seiner Liste, das sehr hilfreich dabei ist, die Auswahl einzuschränken:

• • •

Mandrakes vollständiges Symptom:

Muss sich lange Zeit anstrengen, um zu urinieren, produziert eine kleine Mengen an Urin
Lokalisation: Harnblase
Modalitäten: Beginn nach unterdrücktem Husten; ein in der Tür eingeklemmter Schwanz; eine Nacht über Kälte und Nässe ausgesetzt (Verschlimmerung nach Unterdrückung, mögliche Verschlimmerung nach Verletzung; ebenso verschlimmert durch kaltes und nasses Wetter.)
Begleitsymptom: Erbrechen brauner Flüssigkeit

• • •

Mandrake kommt wie tausend weitere Katzen mit felinen unteren Harntraktstörungen, aber was ihn besonders macht und von den anderen abhebt, ist seine Fähigkeit, beim Tierarzt mit externer Hilfe einfach urinieren zu können. Das ist ein eigentümliches Symptom. Er strengt sich an, um Harn zulassen, da seine Blase nicht richtig arbeitet, nicht wegen einer blockierten oder verengten Harnröhre. Er wurde in der Notaufnahme behandelt (die Klientin hat ihren Wohnsitz nicht in der Umgebung) und dabei katheterisiert, aber das hat das Problem nicht behoben, denn er litt unter einer Lähmung der Blase. Die Lokalisation seiner Krankheit ist die Blase, der Ausbruch der Krankheit erfolgt, nachdem er kaltem, nassen Wetter ausgesetzt war. Mandrakes Modalitäten sind also eine Blasenparalyse, die verschlechtert wird durch Kälte und Feuchtigkeit. Außerdem haben wir ein schönes, klares Begleitsymptom in einer anderen Lokalisation (sein Erbrechen), was ebenfalls sehr hilfreich dabei ist, Mandrakes Fall zu charakterisieren.

Beachten Sie, dass ich Mandrake nicht als inkontinent ansehe, selbst wenn Urin abgeht, wenn er sich anstrengt. Wenn ein Patient mit einer sehr vollen Blase sich heftig bewegt, so ist es normal, dass die Blase einen Teil ihres Inhalts entleert. Das Tröpfeln im Auto ist ein weiteres Beispiel: Mandrake (wie die meisten Katzen) ist wahrscheinlich während der Autofahrt sehr angespannt und seine übervolle Blase wird natürlicherweise etwas an Urin abgeben, wenn er sich bewegt. Wenn Mandrake inkontinent wäre, so hätte er von Anfang an Tropfen von Urin überall im Haus verloren. Seine Harnröhre erfüllt also ihre Aufgabe und hält den Urin, bis seine Blase so gefüllt ist, dass etwas abgelassen werden muss.

• • •

Lassen Sie uns zurückgehen und seine Geschichte betrachten, um zu sehen, wie seine Krankheit sich über die Zeit hinweg manifestiert hat:

Mandrakes Zeitachse:

09.04	Sprang an einer Tankstelle in einen Lastwagen; ungefähr 8 Monate alt; kurz danach kastriert
10.04	Appetitverlust, Husten, Frost
05.06	Abszess

| 12.12.06 | Schwanz wird in der Tür eines Lastwagens eingeklemmt |
| 03.01.07 | verbrachte die ganze Nacht draußen bei kaltem, nassen Wetter; Anstrengung beim Urinieren; wurde in die Notaufnahme gebracht |

• • •

Sehen Sie, wie Mandrakes Krankheiten alle in der Zeitachse zu finden sind, so dass wir den Fortschritt der chronischen Krankheit von einem Husten über Hautinfektionen hin zu einem Zustand sehen, der fatal werden könnte? Die richtige Arznei deckt all diese Zustände ab. Da männliche Katzen mit Harnsymptomen oft sehr ähnlich wirken, ist eine gute Hintergrundinformation und eine Beschreibung, wie dieser bestimmte Patient auf seine Krankheit reagiert, von enormer Wichtigkeit für die Auswahl der bestmöglichen Behandlung.

• • •

Wenn wir alle Symptome von Mandrake zusammenfassen, ist das naheliegendste Arzneimittel Phosphorus. Es folgt eine Beschreibung der Symptome, die denen des Falles sehr nahe kommen:

Mandrakes Materia Medica:

Phosphorus:
Harnwegsorgane: Die Blase ist gefüllt, aber der Hahn fließt nicht, durch die Abwesenheit des Harndrangs....[19]
Temperatur: Wechsel von warmer zu kalter Luft: verschlimmert den Husten. Veränderung der Temperatur...verschlimmert den Husten.[20]
Haut: Furunkulosis [Abszesse]; Tendenz, Beulen zu bilden; verhindert das Wachstum von Gerstenkörner [rote schmerzhafte Klumpen am Rand des Augenlids]; kleine eitrige Ansammlungen rund um Geschwüre; Ulzerationen nach Beulen in anderen Teilen des Körpers.[21] (Dies zeigt die Tendenz der Arznei, Infektionen und Abszesse hervorzurufen.)

Gewebe: Lymphatische Abszesse, voller Fisteln [abgehende Kanäle auf die Haut]...Reichlicher gelber Eiter.[22]

Hören und Ohren: Eine schmerzhafte und entzündete Ansammlung im rechten Ohr, vorher zuerst im linken; Material und Blut werden abgesondert....[23]

Atmung: Die Atmung ist bedrückt, kurz; bei schnellem Laufen erschwert; kurzatmig nach Husten; Zusammenschnürung nach dem Essen kleiner Mengen; kurzatmig, mit heftigen drückenden Schmerzen am oberen Teil des Sternums [Brustbein]; erschwert; oberflächlich; ängstlich, keuchend, bedrückt; mit Anheben des gesamten Thorax, besonders der linken Seite; sehr mühsam, geräuschvoll, schnaufend.[24]

• • •

Was ist also mit diesem Kater passiert, der sich seine neue Familie aus der Warteschlange der Tankstelle herausgesucht hat? Das war kein leichter Wechsel zur Homöopathie. Er wurde in der Veterinärklinik katheterisiert und medikamentös behandelt (mit Medikamenten, die nur ein einzelnes Problem adressieren, wie Harnröhrenrelaxantien, Entzündungshemmern und Antibiotika). Mandrake hat zugemacht. Seine Blase reagiert nicht länger auf die Anwesenheit von Urin und er hat insgesamt aufgehört, überhaupt zu versuchen, Harn zu lassen. Drückt man auf seine Blase, tröpfelte Urin passiv hervor.

Ich gab ihm eine einzelne Gabe von Phosphorus C30 mit exzellentem Resultat, im Gegensatz zu den vorherigen Interventionen. Seine Blase begann zu arbeiten, er hörte auf zu kratzen und zu beißen, sein anhaltender Husten ist verschwunden und, am besten für seine Mitbewohner, er hörte auf, die Beine von Menschen als Kaustange vor dem Abendessen zu benutzen. Er brauchte zweieinhalb Jahre keine weitere Arznei.

• • •

Die Veterinärhomöopathie, wenn sie denn richtig angewandt wird, kann auch bei schwerwiegenden Zuständen, wie im Fall von Mandrake, helfen.

Der nächste Kater hatte etwas, dass seine Brust anfüllte. Ohne Tausende von Dollar dafür ausgeben zu müssen, eine Diagnose zu erhalten, war ich in der Lage, diesem Kater zu helfen, nur geleitet von seinen Symptomen. Lernen Sie Tiberius kennen, einen zwei Jahre alten Kurzhaar-Hauskater, mit Husten und einem möglichen Wachstum in der Brust:

• • •

Tiberius Zeitachse:

2008	Geburtsjahr
09.09	kommt im Haus des Klienten an; dann kastriert; hatte eine kratzige Stimme
12.06.10	begann zu husten und zu niesen, die Symptome seiner Erkältung verschwanden nach Steroiden und Antibiotika
12.07.10	begann zu pfeifen
28.07.10	Erstaufnahme

• • •

Genaue Daten des ersten Erscheinens bestimmter Symptome sind sehr hilfreich für den Homöopathen. In Tiberius Fall begann seine Atembeschwerde mit einer eher minderschweren Erkältung. Dann wanderte die Erkältung tiefer, aus dem Niesen wurde ein Lungenpfeifen. Dieses Fortschreiten ist ein wichtiger Aspekt in Tiberius Fall und die richtige Arznei kann nur unter jenen gefunden werden, die ein Tieferwandern eines respiratorischen Problems aus der Nasenregion in die Lunge verzeichnen.

• • •

Tiberius Symptomenliste:

Ruhig und unerschütterlich
Mag es im Bett zu liegen, aber überhitzt sich dann, läuft danach davon

Geifert, wenn er gestreichelt wird

Kratzige Stimme

Beginn der Krankheit: eine Erkältung, Husten und Niesen; beides verschwindet

dann beginnt das Pfeifen, mit „Rasseln, dass man durch den Raum hinweg hören kann"

hat das rechte Auge ein wenig geschlossen, das dritte Lid leicht angehoben

zusätzliches Schlucken, wiederholt, eine Minute nach dem Fressen

seit der Krankheit ist er anderen Katzen gegenüber gereizter; wird in Kämpfe verwickelt

Röntgenaufnahmen zeigen eine verengte Luftröhre

die Brust ist nicht flexibel (der Brustkorb einer gesunden Katze kann leicht komprimiert werden, mit nur wenig Widerstand —bitte versuchen Sie das aber nicht ohne die nötige Ausbildung!)

• • •

Beachten Sie, dass Tiberius ein vollständiges Symptom in seiner Liste hat:

Lokalisation: Lungen

Modalität: Krankheit beginnt als "Erkältung" (Husten und Niesen), die verschwindet bevor das Pfeifen beginnt (Das Pfeifen folgt der Unterdrückung der Symptome des oberen Atemtraktes)

Begleitsymptome: Rechtes Auge leicht geschlossen, das dritte Lid ist zu sehen (Horners Syndrome — siehe unten); wiederholtes zusätzliches Schlucken, eine Minute nach dem Fressen; gereizter (ein mentales Symptom) im Umgang mit anderen Katzen; verwickelt sich in Kämpfe (das ist neu)

Eigentümlichkeiten: Die Atmung rasselt "so dass man es durch den ganzen Raum hinweg hören kann"

• • •

Tiberius zeigt eine sehr spezielle Ordnung in der Weise, wie seine Krankheit voranschreitet. Seine Zeitachse beginnt mit einer Erkältung und endet mit einem schweren respiratorischen Zustand, der seine Krankheit beschreibt. Auch bevor die Röntgenaufnahmen bestätigen, dass seine Luftröhre verengt ist und sich nicht in der normalen Position befindet (hinweisend darauf, dass sie von etwas in seiner Brust zur Seite gedrückt wird), machten die Befunde seiner physischen Untersuchung deutlich, dass etwas Schwerwiegendes vor sich geht. Normale Katzen haben eine leicht komprimierbare Brust mit flexiblen Rippen, die leicht unter dem Druck des Untersuchers nachgeben, bis er das Herz klopfen fühlen kann (in erfahrenen Händen, dies ist nicht allzu angenehm für die Katze). Tiberus Brust lässt sich nicht normal komprimieren. Sein Horner Syndrom indiziert außerdem, dass die Nerven in den Augenlidern eingeklemmt sind (das kommt aus dem Rückenmark, das durch die Brust verläuft) und so sein rechtes Augenlid hängt, während das dritte Lid angehoben wird. Glücklicherweise sind bei Tiberus Begleitsymptome vorhanden, die den Fall abrunden, wie seine veränderte Persönlichkeit und sein zusätzliches Schlucken nach dem Fressen. Wann immer sich die Persönlichkeit während einer Krankheit verändert, ist dies als starkes charakteristisches Symptom zu betrachten und es wird Ihrem Veterinärhomöopathen sehr bei der Suche nach der heilenden Arznei behilflich sein.

• • •

Beachten Sie, dass sich die Kategorien von Symptomen untereinander mischen und miteinander verschmelzen. Insbesondere Begleitsymptome können auch gleichzeitig eigentümliche Symptome darstellen, Allgemeinsymptome oder auch Geistes- und Gemütsymptome sein. Ein Gemütsymptom, wie Tiberius Reizbarkeit gegenüber anderen Katzen während seiner respiratorischen Beschwerden, kann auch als Modalität interpretiert werden: Verschlechterung durch Gesellschaft. Alles im Fall hängt von der Art des Fokus ab. Liegt Tiberius Störung auf der mentalen Ebene oder zentriert sie sich in seinen Lungen? Was ist mit Sire? Ist seine Aggression Teil der Krankheit oder reagiert er nur auf ein erschreckendes Ereignis? Mit Erfahrung lernt der Praktizierende das Zentrale im Fall zu erkennen. Je verfeinerter seine Fähigkeit wird, umso schneller wird das kurative Mittel gefunden. Die Erhöhung der Effektivität und

Geschwindigkeit braucht viel Studium und viele Jahre der Praxis, um sich zu entwickeln.

Sulfur liegt in größter Übereinstimmung mit Tiberius. Es folgt der Auszug der Symptome des Atemtraktes aus der Materia Medica:

· · ·

Sulfur:

Atmung: Mühsames, schweres Atmen....Rasseln in der Brust....[25]

Hals: Trockenheit im Hals; Reizhusten; nachts; anhaltendes Verlangen, Speichel zu schlucken, um die betroffenen Teile zu befeuchten.[26]

Hahnemann: Eine Trockenheit im Munde und ein Kratzen in der Brust, als ob das Essen nicht heruntergingе....Akkumulation von Wasser im Mund (sauer oder bitter).[27] Enge der Brust.[28]

Kent: Viele Beschwerden beginnen mit Erwärmung im Bett....[29] dieses Arzneimittel ist voll von erschwerter Atmung, Kurzatmigkeit bei nur geringer Anstrengung, reichlichem Schweiß, großer Erschöpfung; asthmatische Atmung mit viel Rasseln in der Brust. Jede Erkältung setzt sich in der Brust oder der Nase fest.... jeder Erkältung endet in Asthma.... [30]

· · ·

Hört sich das wie Tiberius an? Ein Kater mit Rasseln der Brust, der überhitzt, wenn er sich in der Nacht ins Bett kuschelt und nach dem Fressen wiederholt schlucken muss? Ja. Eine einfache Gabe von Sulfur C30 veränderte ihn innerhalb von zwei Wochen von „muss hart arbeiten, um zu atmen" zu „sieht für mich gut aus". Sein Auge wurde wieder normal, er hörte auf zu kämpfen und begann wieder zu spielen. Ein paar Monate später überprüfte ich seine Brust und sie war komprimierbar, wie bei einer normalen Katze. Er hat in den letzten fünf Jahren keine weitere Behandlung gebraucht.

· · ·

Es ist ein Markenzeichen der chronischen Krankheit, dass sie immer zurückkehrt, wenn die Behandlung nicht direkt auf die energetische Ebene oder die Lebenskraft selbst gerichtet ist. Unterschiedliche Medikationen, die aufgrund besorgniserregender Symptome gegeben werden, können vorübergehend helfen, doch dann kehren die Symptome zurück, jedes Mal meist schlimmer als vorher. Homöopathie hilft unseren Tieren aus dem Karussell der symptomatischen Behandlung.

• • •

In Kevins Fall, er war ein dreizehn Jahre alter Kater mit einer chronischen Ulzeration seiner Hornhaut, hatten die Halter schon monatelang um seinen Zustand gekämpft, ohne jeden Erfolg. Die Augensalben und Tropfen konnten das Geschwür nicht für lange verbannen.

Kevins Symptomenliste:

Rechtes Auge, nicht abheilendes Geschwür
    milde Röte und Schwellung der Bindehäute
    Blinzeln
Zahnfleisch, Gingivitis [Zahnfleischentzündung]
Oft hungrig, übergewichtig
Hinterläufe schwach, schlechter auf der linken Seite
    arbeitet von der Mitte aus
Tollpatschig
Nutzt seine Masse, um andere Katzen zu drangsalieren
Heult im Tragekörbchen

• • •

Beachten Sie, dass Kevins Appetit besprochen wurde, zusammen mit seinem Körpergewicht. Etwas zusätzliches Gewicht ist nicht notwendigerweise einer chronischen Krankheit zuzuschreiben, sondern kann auch von minderwertiger Nahrung oder einem Mangel an Bewegung stammen. Doch eine erwachsene Katze, die oft hungrig ist, obwohl sie genügend Kalorien bekommt, mag ein Problem mit dem Appetit haben, als Teil der Krankheit. Etwas ist aus dem Gleichgewicht.

• • •

Kevins Zeitachse:

28.02.97	Geburtstag
08.97	kastriert und krallenbehandelt
08.05	Reaktionen auf die Anästhesie bei einer Zahnbehandlung für Zahnfleisch und Gingivitis
08.08	verlor 2 Pfund Körpergewicht; Hinterläufe schwach
2009	begann zum ersten Mal zu miauen (irgendwann unter dem Jahr, unsicher über den genauen Zeitpunkt)
09.09	linke Ohrenklappe geschwollen mit Blut (Hämatom)
19.01.10	Geschwür im rechten Auge, das nie ganz abheilt
04.10	Hornhautödem (Flüssigkeit, die sich in der Hornhaut bildet und als undurchsichtiges Weiß zu sehen ist)
05.10	Beginn der homöopathischen Behandlung

• • •

Kevins Zeitachse und Symptomenliste sagen uns alles, was wir brauchen, um ihm zu helfen. Geist, Gemüt und physische Ebene umfassend, drückt der Körper die Krankheit auf allen Ebenen aus, vom energetischen Ungleichgewicht hin zur funktionalen Störung und der Pathologie. Der Körper ist als Ganzes krank, und die Symptome sind die Sprache der Krankheit. Wenn ihr Veterinärhomöopath die Krankheit klar sehen kann, dann ist der erste und wichtigste Schritt zum Auffinden der richtigen Behandlung gemacht. Ihre Beobachtungen sind für das Verständnis des

Homöopathen von äußerster Wichtigkeit. Niemand sonst könnte ihm die tiefen Einsichten vermitteln, die notwendig sind, um das Arzneimittel mit dem Patienten in Einklang zu bringen. Die Grundlagen für diese Einsichten kommen von Ihnen!

• • •

Das Arzneimittel, das Kevins Symptome am besten abdeckt, ist Calcarea Carbonica, gewonnen aus der Schale der Auster.

Kevins Materia Medica:

Calcarea Carbonica:
Sehen und Augen: Vaskuläres Geschwür auf der Hornhaut. Ulzeration der Hornhaut mit... aufgeblähtem Abdomen.[31]
Konstitution: Junge Menschen, die zu groß und zu schwer werden.[32]
Kent: Muskeln schlapp....Der Calcarea Patient kann keine Treppen steigen; seine Beine sind müde und er ist so müde in der Brust; er keucht und hat Erstickungsanfälle beim Treppensteigen. Er hat alle Anzeichen von Muskelschwäche und Schlappheit.[33] Calcarea ist ein guter Freund des Okulisten [Person, die Augenerkrankungen behandelt].[34]

• • •

Calcarea passt in vielerlei Bereichen auf Kevin. Es passt zu übergewichtigen Patienten, aber nicht nur wegen dem Gewicht — es trifft auch die Einschränkungen, die er wegen dem Übergewicht erfährt. Nicht in der Lage, Treppen zu steigen, Müdigkeit der Füße, Keuchen und Ersticken, wenn er steigen muss — das ist ein übergewichtiger Patient, der es nicht mag, sich anzustrengen. Genauso wirkt Kevin. Interessanterweise ist neben der Übereinstimmung mit den Allgemeinsymptomen auch die Ulzeration der Hornhaut in dieser Arznei erwähnt.

Kevin hatte seit vier Monaten mit okularen Geschwüren zu kämpfen. Seine Krankheit war nicht auf das Auge beschränkt, wie man in seiner Geschichte an seinem Zahnfleisch und der Zahnfleischentzündung sehen kann, ebenso wie an der Schwäche der Hinterläufe und dem Hämatom an seinem Ohr. Calcarea deckte all diese Symptome ab. Nach einer Einzelgabe in C30 braucht er das gesamte nächste Jahr und acht Monate über keine weitere Behandlung, danach hat eine C200 ihn für weitere sechs Monate wohl sein lassen. Leider gibt es kein weiteres Follow-up mehr von ihm. Kevins okulare Geschwüre heilten und sind nicht zurückgekehrt. Und noch viel besser, er heilte in vielen anderen Bereichen gleich mit. Er konnte jetzt auf den Hinterbeinen stehen, um Aufmerksamkeit zu erlangen. Das ist eine große Veränderung, nachdem er vorher immer aus der Mitte gearbeitet hatte! Auch war er in der Lage, auf das zwei Fuß hohe Sofa zu springen. Er hüpfte am Morgen die Treppe herunter und war anderen Katzen gegenüber weniger aggressiv. Er hat sogar etwas an Gewicht verloren, da sein Appetit sich milderte. Die richtige Arznei heilt die ganze Katze. Es besteht keine Notwendigkeit für eine lebenslange Medikation.

· · ·

Kapitel 5 - Quellverweise

1. Close S. *The Genius of Homoeopathy.* New Delhi, India: B. Jain Publishers;1997: 152.
2. Dhawale LD. *Principles & Practice of Homoeopathy.* Bombay, India: S.Y. Chougule; 1994: 66.
3. Hahnemann, Samuel *Organon der Heilkunst* / bearb., hrsg. und mit einem Vorw. vers. von Josef M. Schmidt. - Textkritische Ausg. der von Samuel Hahnemann für die 6. Aufl. vorges. Fassung. - Heidelberg; Haug, 1992
4. *Ebd.* 2, p. 60.
5. *Ebd.*, p. 64-65.
6. *Ebd.*, p. 61.
7. *Ebd.* 3, p. 125.
8. *Ebd.*, p. 126.
9. Kent J. *Lectures on Homeopathic Philosophy.* Berkeley, CA: North Atlantic Books; 1979: 204.
10. *Ebd.*, p. 206.

11. *Ebd.*, p. 209.

12. *Ebd.*, p. 207.

13. *Ebd.* 1, p. 181.

14. Hering C. *The Guiding Symptoms of Our Materia Medica.* Vol. 10. Paharganj, New Delhi, India: B. Jain Publishers;1995: 159.

15. *Ebd.*, p. 101.

16. *Ebd.*, p. 103.

17. Morrison R. *Desktop Guide to Keynotes and Confirmatory Symptoms* from *ReferenceWorks Pro.* [computer program] Version 4.2.5.2. San Rafael, CA: Kent Homeopathic Associates.

18. *Ebd.* 14, p. 164.

19. *Ebd.* 14 (Vol. 8), p. 352.

20. *Ebd.*, p. 381.

21. *Ebd.*, p. 395.

22. *Ebd.*, p. 393.

23. *Ebd.*, p. 339.

24. *Ebd.*, p. 359.

25. *Ebd.* 14 (Vol. 10), p. 142-143.

26. *Ebd.*, p. 123.

27. Hahnemann S. *Materia Medica Pura.* New Delhi, India: B. Jain Publishers;2002: 616-617.

28. *Ebd.*, p. 624.

29. Kent J. *Lectures on Materia Medica.* New Delhi, India: B. Jain Publishers;1993: 954.

30. *Ebd.*, p. 973.

31. *Ebd.* 14 (Vol. 3), p. 162.

32. *Ebd.,* p. 221.

33. *Ebd.* 29, p. 315-316.

34. *Ebd.*, p. 323.

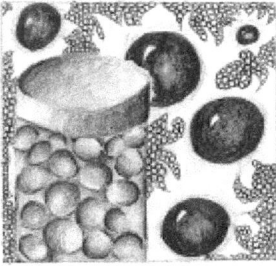

6 - Repertorisation

Repertorien sind Indexe von Prüfungssymptomen, die nach Körperteilen
angeordnet werden

Wenn die Zeit gekommen ist, dass die Veterinärhomöopathin mit der Suche nach der kurativen Arznei beginnt, so hat sie schon viel Zeit und Energie darauf verwendet, den Fall ihres Tieres zu verstehen. Sie hat alle Symptome des Patienten durch Sie und die Gesundheitsbefunde ihres Tieres ans Licht gebracht, die vollständigen Symptome entdeckt und die möglichen Modalitäten für jedes Symptom achtsam herausgearbeitet, Allgemeinsymptome, eigentümliche Symptome und Gemütsymptome gekennzeichnet und sie alle in der Zeitachse des Patienten vermerkt. Für ihre Homöopathin (genauso wie für Sie) ist Ihr tierischer Gefährte einzigartig, selbst in einer Praxis mit Hunderten von Patienten.

Ich empfehle es Ihnen nicht, Ihr Tier selbst zu behandeln, habe aber trotzdem dieses Kapitel eingefügt, um sie mit dem Prozess der Auswahl der kurativen Arznei bekanntzumachen. Sie werden es sinnvoll finden, Kenntnis davon zu haben, wie eine Arznei genau ausgewählt wird. Lesen Sie dieses Kapitel, als ob Sie selbst Fälle behandeln würden.

Repertorisation ist der Prozess zur Auswahl der Arznei, die die meisten Rubriken oder Symptome des Patienten abdeckt. Das Wort „Repertorium" kommt von „Repositorium" und meint Fundgrube. In unserem Fall ist es eine Fundgrube für viele Symptome und die damit assoziierten Arzneien. Repertorien sind der Index für alle Symptome einer jeden Arznei, die gemäß der Körperteile entsprechend, wo sie auftauchen, angeordnet werden. Diese Symptome stammen aus Prüfungen und werden in der Materia Medica aufgezeichnet. (Mehr über Prüfungen finden Sie im zurückliegenden Kapitel ‚Was heilt Homöopathie‘.)

Eine weitere Quelle für Arzneimittelinformationen sind Berichte von Vergiftungen. Beispielsweise wurde Arsen (unverdünnt) als Gift verwendet und das Studium der Sterbeurkunden und Aufzeichnungen von Ärzten, die dies begleiteten, versorgen uns mit Daten über die Effekte dieser bestimmten chemischen Substanz im menschlichen Körper. Eine weitere bekannte Vergiftung ist die von Sokrates, der durch Schierling, oder Conium, wie die homöopathische Arznei heißt (nachdem sie potenziert wurde), zu Tode kam. Bevor er starb, litt Sokrates unter einer aufsteigenden Paralyse (Lähmung, beginnend bei den Füßen und sich dann aufwärtsbewegend), was bedeutet, dass diese Arznei das Potential hat, in ähnlichen Zuständen hilfreich zu sein, wie zum Beispiel einer degenerativen Myelopathie (fortschreitende Lähmung, die am Schwanz beginnt und dann die Hinterläufe befällt, sich über das Rückenmark nach oben fortsetzend.)

Die Materia Medica von Conium, die sich aus solchen Berichten zusammensetzt, nennt „Empfindung von Schwäche bis hin zu Zittern in der rechten Wade, beim Gehen. Schwankender Gang. Schmerzloser Verlust der Kraft in den unteren Extremitäten; zögerlicher, vorsichtiger Gang; schwankt wie betrunken, zieht die Füße nach."[1] Beachten Sie, dass die bemerkbaren Symptome aufgelistet werden, nicht die Diagnose. Dadurch wird eine Rubrik genauer in der Beschreibung, wie sich die Krankheit im individuellen Patienten ausdrückt, als wenn nur Symptome genannt würden, die für eine bestimmte Diagnose gewöhnlich wären. Aus diesen Symptomen werden Rubriken gewonnen und ins Repertorium eingefügt. Conium findet sich beispielsweise in Rubriken wie: Stolpern beim Gehen, fehlende Koordination und Taubheit der Beine. Weiterhin wird diese Arznei in Rubriken für Ataxie gefunden (ein Mangel an Bewusstheit darüber, wo sich die Beine im Raum befinden.) Ataxische Tiere laufen, als wären sie betrunken. Der Fluss an Information sieht folgendermaßen aus:

. . .

Prüfungen und Vergiftungen >> Materia Medicae >> Repertorien

. . .

Im Repertorium werden die Symptome als Rubriken in alphabetischer Reihenfolge gelistet und nach zugehörigen Körperteilen geordnet. Das macht es leicht, sie während der Bearbeitung eines Falls aufzufinden. Sind die Schlüsselsymptome eines Patienten einmal gewählt (wie im Kapitel Fallanalyse beschrieben), werden sie mit der am meisten übereinstimmenden Rubrik abgeglichen. Nachdem dieser methodische Prozess vollständig ist, beginnt die rein mechanische Arbeit, die Arzneimittel zu bestimmen, die in den meisten Rubriken vertreten sind. Man könnte die Darstellung als ein Mengendiagramm bezeichnen.

Das Repertorium, das für dieses Buch zumeist hinzugezogen wurde, ist das *Das Grosse Repertorium der Tierheilkunde* (*NWVR*), dass ich zusammen mit meinem Co-Autor Dr. Richard Pitcairn selbst entwickelt habe und das speziell für den Einsatz in der veterinären Homöopathie erstellt wurde. (Eine exzellente Beschreibung der historischen Entwicklung des Repertoriums stammt von Dr. Pitcairn und lässt sich im Vorwort von NWVR nachlesen.) Es gibt Computerprogramme, die die Repertorisation sehr viel einfacher machen. (Siehe die Referenzen auf der Rückseite dieses Buches.) Sind die gewünschten Rubriken einmal ausgewählt, so übernimmt das Computerprogramm die Fußarbeit und erstellt schnell eine Grafik, die zeigt, welche Arzneien in welcher Rubrik beinhaltet sind. Sollten Sie überlegen, Homöopathie zu studieren, fangen sie nicht mit der Arbeit am Computer an. Verbringen Sie die ersten Jahre damit, die Kapitel von Repertorien zu lesen und Ihre Arzneiauswahlen durch Textbücher zu bestätigen. Nutzen sie Computer nur, um ihre finale Repertorisation als Grafik wiederzugeben und dadurch Zeit zu sparen. Arbeiten Sie mit der Hand, bis die Rubriken des Repertoriums Ihnen so vertraut sind wie alte Freunde. Das hat viele Vorteile für die Entwicklung der homöopathischen Fähigkeiten und Sie werden das

Ergebnis mit sich führen. Als neuer Homöopath werden Sie mehr über den Aufbau des Repertoriums lernen, wenn Sie eine gebundene Ausgabe in den Händen halten und ihre Genauigkeit der Auswahl von Rubriken wird sich auf diese Weise viel schneller entwickeln.

Wenn Sie die besten Rubriken für den Fall gewählt haben, tragen Sie jedes Arzneimittel hinter jede Rubrik ein und finden heraus, welche Arzneien in der gesamten Liste der Rubriken am häufigsten genannt werden. Gewöhnlicherweise befindet sich die kurative Arznei an der Spitze dieser Liste, da eben diese Arznei in den meisten Rubriken zu finden ist. Selbst wenn Sie mit einem Lehrbuch arbeiten, um Ihre Kenntnisse des Repertoriums zu erweitern, kann dieser letzte Schritt doch am einfachsten von einem Computerprogramm übernommen werden. Diejenigen, die es vorziehen, Ihre Analyse mit der Hand zu vervollständigen, finden ein Beispiel für eine händische Repertorisation im Referenzteil am Ende dieses Buches, zusammen mit einem Link zu einem kompletten PDF Diagramm online.

Warum ein Buch besser ist

Es liegen viele Vorteile darin, die Repertorisation eines Patienten mit einem Buch statt mit einem Computerprogramm zu beginnen. Sie lernen Ihr Werkzeug, das Repertorium, sehr viel genauer kennen. Auch lernt Ihr Geist schneller, wenn die studierten Bereiche räumlich getrennt sind. Beispielsweise beginnen Sie die Aufmachung des Kapitels über Husten im Geist zu behalten und merken sich, auf welchen Seiten das Kapitel über die auslösenden Faktoren sitzt. Sie bemerken, dass das gedruckte Kapitel über die Auslöser sehr lang und ausführlich ist und so werden sie mit dem nächsten Hustenpatienten sehr viel mehr Zeit darauf verwenden, die Verschlimmerungen eben dieses speziellen Hustens genauer herauszuarbeiten. Während Sie sich für den nächsten Patienten durch das Kapitel Atmung blättern und die Aggravationen studieren, entdecken Sie ein weiteres Kapitel, das „Beschwerden durch" heißt. Die Topographie des Buches wird Sie ganz natürlich zum Studium anleiten und während dieses

Prozesses wird Ihnen das Buch vertrauter und Sie ein besserer Homöopath oder Homöopathin.

Im Gegensatz dazu sieht in der Computerdarstellung jedes Kapitel gleich aus. Die Ansicht des Repertoriums ist verändert, gemäß des Bildschirms angepasst. Die Überschrift eines Kapitels ist oben, die Unterrubriken werden angezeigt oder geschlossen, je nach Einstellung. Ein großartiges Werkzeug, aber nicht geeignet, um mit den Inhalten vertraut zu werden.

Erinnerung ist ein visueller Vorgang.

Ein Buch bereichert ihre Erinnerungen, da ihre Augen die Seiten aufnehmen und bemerken, welche Kapitel länger sind, welche Rubriken weniger Mittel beinhalten (und daher spezifischer sind) und welche Unterrubriken komplexere Beschreibung beinhalten, die vielleicht für den nächsten Patienten nützlich sein könnten. Beim Blättern können Sie ein Kapitel mit dem anderen vergleichen und dabei bemerken, was beispielsweise am Kapitel über Auswurf so einzigartig ist und was das Kapitel über Frost und Kälte genau ausmacht. Sie finden vielleicht die perfekte Rubrik in einem Kapitel, bemerken aber, dass sie zu wenig Mittel enthält und so vielleicht einen Fall zu sehr einschränken würde. Andere Rubriken stechen im Buch gerade dadurch hervor, dass sie sehr groß sind und Hunderte von Arzneien beinhalten, anstatt ein paar Dutzend zu nennen. Der Geist erinnert sich an das Aussehen des Kapitels wesentlich besser, als er sich an eine nummerierte Liste im Computer erinnert.

Sehr oft habe ich die Rubrik, die die Symptome des Patienten exakt beschreibt, gerade dadurch gefunden, dass ich einfach durch das zugehörige Kapitel geblättert bin und mehr zufällig auf meinem Weg zu der Seite, dich eigentlich aufschlagen wollte, darüber gestolpert bin. Der visuelle Eindruck jeder Seite bleibt mir viel länger im Gedächtnis als die gedruckten Worte selber und gibt mir einen Wink, wenn ich beim nächsten Mal darüberblättere. Interessanterweise hat die Arbeit des Abgleichens des Patienten mit der Arznei auch eine visuelle Komponente, da man den Patienten „sieht", ebenso wie man das Arzneimittel „sieht", und zwar im selben Teil des Gehirns, mit dem man auch die Seiten des Repertoriums sieht. Der visuell orientierte Gedächtnisspeicher funktioniert am besten, wenn er mit der statischen Aufmachung eines Buches konfrontiert wird.

Nachdem dies gesagt ist, gilt weiterhin, es gibt absolut keinen Vergleich zum Computer, wenn es darum geht, die finale Analyse zu berechnen, nachdem Sie einmal die Auswahl der Rubriken getroffen haben. Ich beginne mit dem Buch, finalisiere dann meine Auswahl und wende mich dann dem Computer zu, um die Repertorisation als Grafik darstellen zu lassen. Beispielsweise wähle ich die folgenden Rubriken aus dem Buch (die Nummer in Klammern hinter der Rubrik gibt die Anzahl der Arzneien in der Rubrik an):

Schlaf; während; Schnarchen (34)
Allgemeines; agg.; Berührung; leichteste (13)
Gesicht; Zucken, heftiges (68)

Anstatt alle Arzneien mit der Hand aufzuschreiben und dann aufwendig auszurechnen, welche Arzneien in mehr als einer Rubrik zu finden sind, wende ich mich dann dem Computer zu, um eine Grafik erstellen zu lassen,:

	bell.	nux-v.	ign.	chin.	op.	acon.
Analyse	100	96	76	59	50	49
Schlaf; während; Schnarchen	3	3	1	3	4	
Allgemeines; agg.; Berührung; leichteste	4	4	2	4		4
Gesicht; Zucken, gehörig	4	3	2		4	1

Die Rubriken sind in der linken Spalte zu finden, unter „Analyse“. Die Arzneimittel werden in abgekürzter Form in der oberen Reihe angezeigt. Im Computer ist diese Grafik nach rechts erweitert, bis alle Arzneimittel genannt sind, die in einer Rubrik eingetragen sind. Sie können schnell und einfach sehen, welche Arzneimittel in allen drei Rubriken vorkommen (bell., nux-v., und ign.) und welche drei Arzneien zwei der Rubriken abdecken (chin., op., und acon.). (Die Zahlen unter den Arzneien werden als nächstes besprochen.) Dies ist ein schneller Weg, um ein Mittel zu wählen, das zu ihrem speziellen Patienten passt. Sicherlich eine sehr erfreuliche Abkürzung des finalen Prozesses. Mit dem Computer können Sie auch leicht den Querverweisen (auf verwandte Rubriken) folgen, die Sie im Buch erst durch längeres Blättern erreichen würden. Sie können darüber hinaus bestimmte Einstellungen treffen, um einzelne Arzneimittel aus den Rubriken herauszustreichen, während sie die Rubriken studieren. Oder Sie lassen sich nur Kapitelüberschriften anzeigen und übergehen so die Menge an Text der Unterrubriken. Auch das Einstellen einer bestimmten Farbe oder Schriftart für die persönliche Note wird natürlich vom Buch nicht gegeben.

Die Wertigkeit von Arzneien

In der Grafik oben bezeichnen die Zahlen in den Arzneimittel-Kästchen die Wertigkeit der Arznei. Diese entspricht der Häufigkeit, mit der dieses Symptom von Prüfenden berichtet wurde. Beispielsweise haben viele Prüfer bei Belladonna (bell.) von Gesichtszuckungen berichtet, repräsentiert wird dies durch die Ziffer 4, aber das gleiche Symptom wurde nur selten von den Prüfern von Aconitum (acon.) erfahren, so finden wir hier die Ziffer 1. Im gedruckten Repertorium wird der Grad eines Mittels durch unterschiedliche Schrifttypen wiedergegeben. Wertigkeit 1 wird in Normal (calc), Wertigkeit 2 in Kursiv (*calc*), Wertigkeit 3 in Fett (**calc**) und Wertigkeit 4, die nur in manchen Repertorien gefunden werden kann, wird in Großbuchstaben (CALC) wiedergeben. Arzneien höherer Wertigkeit sind in der Rubrik von größerer Wichtigkeit, denn sie wurden viel häufiger bei den Prüfern dieser Medizin beobachtet. Wenn ein bestimmtes Symptom im Patienten stark ist, dann hat das kurative Arzneimittel ebenso dieselbe Stärke in diesem Symptom.

Die Reihe, die mit „Analyse" bezeichnet wird, berechnet die Analysezahl, zusammengesetzt aus dem Grad der Wertigkeit und der Präsenz eines jeden Mittels in jeder Rubrik. In dieser Grafik ist Belladonna in allen Rubriken präsent und hat außerdem die höchste Summe aller Wertigkeiten. Deswegen wird Belladonna, das einmal dreiwertig und zweimal vierwertig vertreten ist, mit der höchsten Analysezahl versehen, 100%. Als nächstes folgt Nux vomica, das, verglichen mit Belladonna, 96% der Gesamtwertung hat, da Nux, obwohl in allen Rubriken präsent, zweimal dreiwertig und nur einmal vierwertig genannt ist. Die Analysezahl zeigt kurzum, welches Arzneimittel am stärksten in den gewählten Rubriken repräsentiert ist und wie die folgenden Arzneien im Vergleich dazu stehen. Beim Vervollständigen des Repertorisationsdiagramms mit der Hand setzen Sie den Wertigkeitsgrad des Mittels ein und addieren einfach jede Spalte, umso die Stärke (Totalität) der Arznei zu erhalten.

Der Aufbau des Repertoriums

Das Repertorium ist in Kapitel eingeteilt, den Körperteilen entsprechend, und beginnt mit dem Geist und Gemüt, dann Kopf und weiter nach unten gehend über die Brust und den Bauch bis hin zu den Füßen. Dies sind die Kapitel im *NWVR*:

Geist Gemüt
Schwindel
Kopf, innerer
Kopf, äußere
Augen
Sehen
Ohren
Hören
Nase
Gesicht
Mund
Zähne
Innerer Hals
Äußerer Hals
Magen
Abdomen
Rektum
Stuhl
Urinär

Urin
Prostata
Genitalien
Männlich
Weiblich
Larynx
Atmung
Husten
Auswurf
Brust
Rücken
Extremitäten, Anterior (Vorderläufe)
Extremitäten, Posterior (Hinterläufe)
Schlaf
Frost
Fieber
Schweiß
Haut
Kreislauf
Allgemeines

Es gibt Myriaden von Möglichkeiten, wie der Körper Krankheit ausdrücken kann. Die Kapitel spiegeln die Komplexität wider. Beispielsweise beginnen die Überschriften innerhalb des Hustenkapitels folgendermaßen:

COUGH / HUSTEN
GENERAL / ALLGEMEIN (119)
TIME / ZEIT
AGGRAVATION / VERSCHLIMMERUNG
AMELIORATION / VERBESSERUNG
CONCOMITANTS / BEGLEITENDES (106)
Anxious / Ängstlich (4)
Asthmatic, wheezy / Asthmatisch, keuchend (17)
Barking / Bellend (40)
Cachectic / Kachektisch (mit progressivem Gewichtsverlust) (4)
Catarrhal / Katarrhalisch (Entzündung der Schleimhäute) (32)
Choking / Erstickend (27)

Chronic / Chronisch (14)
Clear, ringing / Hell, klingend (5)
Clock, like tick of, in its regularity / Uhr, wie das Ticken einer, regelmäßig (1)
Concussive, shaking, shattering / Erschütternd, schüttelnd, schmetternd(37)
Consciousness, loss of, with / Bewusstsein, Verlust von, mit (3)
.......(das Kapitel wird fortgesetzt)
[Die deutsche Übersetzung wurde im Anschluss an das englische Original wiedergegeben, um die alphabetische Reihenfolge zu erhalten – Anm. der Übersetzerin]

Das Kapitel beginnt mit Zeit, Verschlimmerung und Verbesserung und macht es so leicht, die Modalitäten des untersuchten Falles zu finden. Die Modalitäten sind, wie im Kapitel ‚Fallanalyse' besprochen, von größter Wichtigkeit bei der Charakterisierung der eigentümlichen Symptome jedes einzelnen Patienten. Die Zahlen in den Klammern geben Aufschluss darüber, wie viele Arzneien in der jeweiligen Rubrik vertreten sind. (Überschriften ohne Zahlen, so wie Verschlimmerung oder Verbesserung, haben Arzneien nur in ihrem Unterkapiteln verzeichnet, die hier nicht aufgeführt sind.) Dies ist dieselbe Ansicht, die sie auf ihrem Computerbildschirm sehen würden, wenn die Einstellung nur die erste Ebene der Rubriken zeigt, was beim Navigieren im Computer der einfachere Weg ist, um dort nicht von der puren Anzahl von Zeilen überwältigt zu werden. Als frischgebackener Homöopath würden sie sich bei dieser Ansicht schwer tun, und sie würden die unglaubliche Komplexität der Rubrik ‚Begleitendes' verpassen. Ich führe im weiteren die ersten Unter-Rubriken aus ‚Begleitendes' auf, eine Liste all der Symptome, die zusammen mit dem Husten auftauchen können, oder der Lokalisation, die ebenfalls zusammen mit dem Husten betroffen ist:

COUGH; CONCOMITANTS / HUSTEN; BEGLEITENDES
Abdomen / Abdomen (1)
Abdominal pain / Abdominale Schmerzen (Bauchschmerzen) (25)
Air hunger / Luft, Verlangen nach (möchte Luft bekommen) (1)
Anxiety, fear / Angst, Furcht (8)
Cheeks, drawing in / Wangen, eingezogen(1)

Constipation / Verstopfung (1)
Convulsions, spasms, with / Konvulsionen, Krämpfe, mit (17)
Coryza / Schnupfen (2)
Crying out / Aufschreien (8)
Dizziness / Schwindel (6)
Doubling up / Verdopplung (1)
Emaciation / Abmagerung (4)
Erections / Erektionen (1)
Eructations / Aufstoßen (7)
Exhaustion after coughing / Erschöpfung nach Husten (4)
Extremities, anterior, pain in / Extremitäten, anterior, Schmerz in (2)
Falling to the ground / Fällt zu Boden (1)
Fever, during / Fieber, während (79)
Flatus, discharged up and down / Flatus, nach oben und unten entlassen (1)
Frightened / Schreck (2)
Front limbs, pain in / Vorderläufe, Schmerz in(2)
.......(das Kapitel wird fortgesetzt)

....Und es geht weiter und weiter! Dieses wunderbare Kapitel würde komplett übersehen werden, wenn man sich nur durch den Computer klickte, wohingegen man es beim Blättern in den Seiten direkt vor Augen hat. Machen sie sich ihre Bücher zu guten Freunden, bevor Sie sich mit dem Computerrepertorium befassen. Die zusätzliche Anstrengung wird Ihnen in einer höheren Genauigkeit ihrer Verschreibung rückvergütet.

• • •

Betrachten wir nun einen weiteren Fall aus meiner Praxis:

Joy, die lahme Airedale Hündin

Joy ist eine vier Jahre alte, sterilisierte Terrierdame, die seit zwei Jahren lahmt. Ihr Lieblingssport ist es, Bälle zu jagen, was für sie ausgesprochen schwierig geworden ist. Hier ist ihre Zeitachse, damit Sie ein besseres Gefühl für ihren Fall bekommen, bevor Sie die Symptomenliste studieren:

Joys Zeitachse:

05.05	Geburt
09.05	stinkende Ohren; fiel von einer Steinwand, dann von der Terrasse
12.05	sterilisiert
03.06	Schleimfäden beim Urinieren, leckt diesen Bereich
11.06	Ausfluss aus dem linken Auge, rote Skleren und Bindehäute, reibt sich das Auge
01.07	Verweigert es treppauf zu gehen; dann beginnt das Lahmen
01.08	Fortgesetztes Lahmen; blutiger Durchfall nach nichtsteroidalen Antirheumatika
07.08	Entzündung im rechten Ohr
10.08	empfindlich gegenüber Berührung (Palpitation) am Hals, Muskeln des Rückens und der linke, vordere Bizeps verspannt; Laserbehandlung
11.08	Bindehautentzündung im rechten Auge; leichtes Aufschrecken aus dem Schlaf beginnt, vielleicht am Beginn des Träumens?
1./09	Beginn der homöopathischen Behandlung

• • •

Sehen Sie, wie ihr Lahmen ganz subtil begann? Nämlich damit, dass Joy es vermeiden wollte, treppauf zu gehen? Die Zeitachse stellt außerdem die weiteren Symptome dar, unter denen sie als junge Hündin litt. All diese Symptome, ihre Augen- und Ohrenprobleme, ihre Störung im Harntrakt, verschwanden, als sie älter wurde. Diese Symptome wurden nicht geheilt, sie traten nur in den Hintergrund, als sich die Lahmheit verschlimmerte. Wir können annehmen, dass diese Symptome zurückkehren werden, wenn sie gut auf das richtige Arzneimittel reagiert. Hier ihre vollständige Symptomenliste:

Joys Symptomenliste:

Erschrickt leicht, besonders bei leichter Berührung, deutlicher in letzter Zeit
wenn sie im Schlaf berührt wird, schreckt sie auf „als wollte sie
davonrennen"
Schläft spät ein
Träumt sehr viel: rennt im Schlaf, vokalisiert, rollt mit den Augen
Linker Vorderlauf lahmt, schlimmer nach Bewegung, steif
Schleimiger, grauer Augenausfluss
Geschichte einer rot geschwollenen Bindehaut im rechten Auge
Braunes stinkendes Wachs in beiden Ohren, schlimmer auf der linken Seite
Geschichte von Schleimfäden aus der Vulva beim Urinieren
Schleimhaut ist sehr rot
Als Welpe waren ihre Ausscheidungen „schwer aufzusammeln"
schleimiger Überzug (klar weiß und schleimig)
die zweiten Darmbewegungen waren dünnflüssiger
krampfendes Anstrengen, nachdem sie beendet hatte "als ob noch mehr
drin wäre"
erhöhte Dringlichkeit
Regelmäßig geimpft

• • •

*Bringen Sie die Rubriken mit dem Patienten in Einklang, nicht den Patienten
mit den Rubriken*

Es ist entscheidend, eine vollständige Symptomenliste zu erstellen, bevor
man es wagt, das Repertorium zu öffnen. Das Bild des Patienten muss fest in
Ihrem Geist (im Geist des Homöopathen) verankert sein, bevor sie damit
beginnen, Rubriken zu lesen. Wenn sie durch die Rubriken blättern und
dabei nach Ihren Patienten suchen, dann werden sie ihren Fall eher mit dem

Index der Rubriken in Übereinstimmung bringen, statt die Rubriken für die Symptome des Patienten zu finden. Das ist ein subtiler, aber doch sehr gewaltiger Unterschied. Wenn ich zum Beispiel weiß, dass der Husten meines Patienten vermehrt am Morgen auftritt, so wähle ich ,Husten, morgens' (80). Aber nach aufmerksamem Studium entwickle ich vielleicht ein stärkeres, klarer gezeichnetes Bild vom Patienten, das darauf basiert, was ich sehe, nicht was im Buch verzeichnet ist. So weiß ich, dass mein Patient am meisten darunter leidet und am ängstlichsten wird, wenn er gleichzeitig mit den ersten Bewegungen am Morgen husten muss. Die folgenden Rubriken sind sehr passend und beschreiben meinen Patienten am besten: Husten; begleitet von; Angst, Furcht (8); und Husten; agg.; Erwachen, beim (64). Sehen sie den Unterschied? Kennen sie ihren Patienten, *dann* finden Sie die Rubrik.

> *"Es ist ein kapitaler Fehler zu theoretisieren bevor man Fakten hat.*
> *Unvernünftige beginnen Fakten zu verdrehen, damit sie auf die Theorie passen,*
> *statt die Theorie den Fakten anzupassen."*
> —Sherlock Holmes [2]

Lassen sie uns nun Joy repertorisieren. Zu Beginn ihres Falles benutze ich die Arznei Sulfur, wiederholt über einige Wochen, mit nur wenig Verbesserung. Schließlich half die Arznei gar nicht mehr. Sie schlitterte immer wieder zurück. Ich arbeitete also palliativ. An diesem Punkt wurde die junge Joy von ihrer Klientin folgendermaßen beschrieben: „Eine steife, alte Hündin, die mit Arthritis verkrüppelt ist, steif und verkrüppelt, als trüge sie Fußfesseln." Denn obwohl die Arznei agierte und sie nach jeder Gabe klare Verbesserungen hatte, ging es ihr nicht gut. Das ist der Moment, an dem man den Fall komplett neu aufnehmen und nach einer passenderen Arznei suchen muss.

Der erste Schritt während einer Neubewertung ist, sich sicher zu sein, dass man keine Information über den Patienten verpasst hat. Dann gleicht man die Symptome wiederholt mit den am besten passenden Rubriken ab.

Für „erschrickt leicht, besonders bei leichter Berührung..." und, „wenn im Schlaf berührt, schreckt sie auf, als ob sie davonrennen wollte", fand ich ‚Geist, Gemüt; Aufschrecken, leichtes' (98) Dies kommt einem Teil des Symptoms recht nahe. Dann suchte ich im Kapitel Schlaf nach einer Beschreibung ihres Aufschreckens während dem Schlaf. Ich fand ‚Schlaf; während; aufschrecken (wie durch Schreck) (81). Perfekt. Als nächstes hatte ich „schläft spät ein", Aber dieses Symptom ist keine eigentümliche Beschreibung für Joy und ihre Lahmheit. „Träumt sehr viel, rennt im Schlaf, vokalisiert, rollt mit den Augen" ist da schon interessanter. Bellen und Augenrollen indiziert sehr wahrscheinlich Träumen. Damit erscheint die Rubrik „Schlaf; ruhelos; wie durch viele Träume" (63) genau richtig. (Dies stammt aus Boenninghausens Repertorium, am Ende des Buches genannt.) Um ihre Lahmheit zu bezeichnen ist das Wort „steif" nicht unbedingt aussagekräftig — steif, oder vielleicht auch wund, schmerzend? Schwierig, sich hier sicher zu sein. Deswegen lasse ich das Symptom aus der Repertorisation heraus und überprüfe nur die Materia Medica zu Symptomen über Lahmheit, zur Bestätigung, sobald ich ein Mittel gewählt habe. Die annähernde Beschreibung ihres grauen, schleimigen Augenausflusses und der roten, geschwollenen Bindehaut fand ich mit „Augen; echte; Entzündung" (74).

Beim Durcharbeiten der Liste fällt auf, dass Joy oft schleimige Absonderungen hat, sei es aus ihren Augen, aus ihrem Urogenitaltrakt oder bei Stuhlgang. Erinnern Sie sich, dass Symptome, die den ganzen Körper betreffen (Allgemeinsymptome) hilfreicher beim Auffinden der richtigen Arznei sind und eigentümliche Symptome, die an vielen Stellen zu finden sind, generalisiert werden dürfen? Deswegen passt diese Rubrik: „Allgemeines; Absonderungen; vermehrt, schleimige" (102). Für die Ohren war „Ohren; Ohrenwachs; Sekretion, vermehrt" (34) die kennzeichnendste Rubrik. Es hilft dem Veterinärhomöopathen, wenn er viele Fälle mit Ohrenproblemen gesehen hat. Aus Erfahrung weiß ich, dass die Materia Medica ihre Ohrenausscheidungen als „Übermaß an Wachs" bezeichnet und nicht als Infektion. Dann kommt schließlich noch „Ausscheidung die

‚schwer aufzusammeln sind'", „schleimiger Überzug" (klar, weiß und schleimig), „die zweite Ausscheidung weicher, mit Anstrengung nach Beendigung ‚als ob noch mehr darin wäre'" und „vermehrte Dringlichkeit" hinzu. Der eigentümliche Aspekt dieses Symptomenkomplexes ist der schleimige Überzug, der in der Rubrikensprache als „Stuhl; Schleim; überzogen mit" (39) wiedergegeben wird.

Ich gebe meine Überlegung wieder, damit sie eine Idee davon bekommen, was Ihre Homöopathin mit der ihr gegebenen Informationen tut. Es gibt viele mögliche Rubriken und das sorgfältige Bedenken geht in vielerlei Richtung, um eine Auswahl zu treffen. Lesen sie die empfohlenen Bücher aus den Referenzen am Ende dieses Buches, wenn sie sich mehr mit der komplexen Welt der Rubrikenauswahl vertraut machen wollen.

• • •

Im Folgenden sehen sie die Grafik der gewählten Rubriken:

	phos.	sulf.	sep.	nit-ac.	puls.	petr.	bell.	kali-c.
Analyse	100	100	97	91	87	87	77	75
Geist, Gemüt; Erschrecken, leichtes	4	3	3	2		3	4	4
Schlaf; während; Aufschrecken	3	4	4	3	4	3	4	2
Schlaf; Ruhelos; von vielen Träumen	1	2	1	1	3	2		3
Augen; Entzündung; echte	4	4	4	2	4	2	4	
Allgemeines; Absonderungen; vermehrt, schleimig	4	4	3	2	4	1	3	2

Ohren; Ohrenwachs; Sekretion, vermehrt	2	1	1	3	4	1	1	4
Stuhl; Schleim; bedeck mit	1	1	2	2	3	1	1	1

Wie Sie sehen können, gibt es vier Arzneien, die in allen Rubriken gefunden werden können: phos., sulf., sep., und nit-ac. Der nächste Schritt ist es, zu den Quellen (Materia Medica) zu gehen und diese Mittel nachzulesen. Sulfur wurde schon vorher im Fall benutzt, ohne kurative Wirkung, also können wir es ausschließen. Ich werde Ihnen nicht die Materia Medica von phos. und nit-ac. zeigen, da diese beiden Joy nicht geholfen haben und die Differenzierung den Umfang dieses Buches übersteigt, aber ich möchte ihnen Sepia beschreiben, damit Sie sehen, wie nah es Joys Symptomen kommt. In meiner Differenzierung habe ich jede der vorne auftauchenden Arzneien und auch einige der weiter hinten liegenden, studiert, um mir meiner Wahl sicher zu sein. Wenn man die Spitzenreiter in einer Repertorisation näher betrachtet und sie dem Patienten so gar nicht entsprechen, geht man am besten zurück und durchsucht das Repertorium noch einmal, um passendere Rubriken zu finden.

· · ·

Joys Materia Medica:

Ich überspringe die Materia Medica der spezifischen Träume, da wir nicht wissen, was genau Joy im Schlaf jagt. Aber sicher ist, dass sie träumt, da sie sich im Schlaf bewegt und Laute von sich gibt. Am wichtigsten ist allerdings, dass die Klientin diesen Fakt von selbst genannt hat, ohne zusätzliches Nachfragen. Damit wird das Symptom für den Fall wichtiger. Freiwillig genannte Information beinhaltet oft mehr Genauigkeit und hat mehr Gewicht als die Daten, die man durch gezieltes Nachfragen erhält.

Sepia:

Geist, Gemüt: Die Nerven sind sehr empfindlich gegenüber dem geringsten Geräusch.[3]

Schlaf: Zucken der Gliedmaßen.[4]

Obere Extremitäten: Schmerzen wie von einem ausgerenkten Schultergelenk nach Bewegung. Lähmendes Ziehen und Reißen im Arm und vom Ellbogen bis zu den Fingern. Lähmigkeit und Einschlafen des Armes und der Finger.... Steife des Ellbogens und der Handgelenke.[5]

Stuhl: ...Stuhl schwierige, mit Schleim bedeckt.... fürchterliche Anstrengung, um den Stuhl abzusetzen, der mit Schleim bedeckt ist....[6]

Nerven: Zucken der Gliedmaßen während Schlaf.[7]

Schlaf: Zucken der Glieder.[8]

Augen: ...Augen am Morgen verklebt ....Rötung der Bindehäute....[9]

Harnorgane: ...Urin ...wolkig und dunkel, wie mit Schleim vermengt....[10]

Kent: ...Stuhl ist mit einer großen Menge von gallertartigem Schleim bedeckt....[11]

• • •

Sepia scheint gut auf Joy zu passen. Es hat diesen eigenartigen schleimigen Überzug über dem Kot, das Bewegen im Schlaf und die Symptome in den oberen Extremitäten, die auf Joys Lahmheit passen.

• • •

Nachdem sie eine einzelne Gabe von Sepia C200 erhalten hatte, tauchte Joys Lahmheit für einige Zeit immer wieder auf und verschwand. Zwei Wochen nach der Gabe hatte sie „nur noch ein leichtes Rucken". Die Klientin bemerkte, dass Joy Bewegung zum ersten Mal gut tat und ihr Lahmen verbesserte. Das ist ein Markenzeichen von Sepia, was im Erstgespräch nicht klar war. Drei Monate später waren ihre Augen nässend, die rechte Seite schlimmer, ganz genau die Symptome wie vor drei Jahren. Das Zurückkehren der alten Symptome war ein glückliches Zeichen, das für eine gut passende Arznei sprach. Ihre Augen wurden von selbst besser, ohne Behandlung.

Joys Ohrensymptome und ihre Harnstörungen kehrten im Verlauf der Behandlung nicht zurück. Ist das ein Grund zur Sorge? Nicht unbedingt. Sobald es dem Patienten besser geht, kann das Wiederauftreten der alten Symptome so kurz und harmlos vonstatten gehen, dass weder der Klient noch der Patient sie wirklich bemerken, bevor sie wieder verschwinden.

Joy brauchte innerhalb der nächsten acht Monate zwei weitere Gaben der Arznei. Zum Zeitpunkt dieser Publikation lässt sich sagen, dass es ihr seit drei Jahren, seit der letzten Gabe, gut geht und sie eine „gesunde, glückliche Hündin" ist. Morgens steht sie „mit Vergnügen" auf, sogar so früh wie um 5.30 Uhr und verschläft nicht länger. Von Zeit zu Zeit hat sie etwas durchsichtiges Sekret in ihren Augen, keine Probleme beim Urinieren oder Defäkieren, sie zuckt immer noch im Schlaf und gibt Laute von sich, aber nicht jeden Tag und ihr Gewicht ist perfekt, ihr Erschrecken mäßig und ihre Ohren nur leicht wachsig. Möge sie bis in ein reifes Alter leben und ihren geliebten Ball jagen!

· · ·

Sie haben nun einen Geschmack von der Arbeit erfahren dürfen, die stattfindet, nachdem die Erstaufnahme vervollständigt ist. Das Kapitel betont die Wichtigkeit der achtsamen, objektiven und vollständigen Symptomenbeschreibung. Mit einer exzellenten Basis von akkuraten Symptomen wird der Fall viel einfacher zu studieren sein und der Patient wird bestmögliche Resultate erfahren.

· · ·

Kapitel 6 - Quellverweise

1. Hering C. *The Guiding Symptoms of Our Materia Medica*. Vol. 4. Paharganj, New Delhi, India: B. Jain Publishers;1995: 430 - 431.

2. Doyle, Arthur Conan. "A Scandal in Bohemia." N.p.: n.p., n.d. N. pag. *East of the Web Short Stories*. Web. 11 Sept. 2015. <http://www.eastoftheweb.com/short-stories/UBooks/ScanBohe.shtml>.

3. *Ebd.* 1 (Vol. 9), p. 298.

4. *Ebd.*, p. 342.

5. *Ebd.,* p. 335 – 336.

6. *Ebd.,* p. 318 – 319.

7. *Ebd.,* p. 340.

8. *Ebd.,* p. 342.

9. *Ebd.*, p. 306.

10. *Ebd.*, p. 320.

11. Kent J. *Lectures on Materia Medica*. New Delhi, India: B. Jain Publishers;1993: 922.

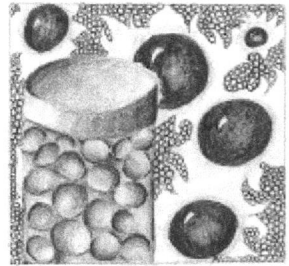

7 - Dosierung

Die Auswahl der Potenz — Der letzte Schritt

Nachdem die Auswahl für eine Arznei getroffen wurde, ist der nächste und finale Schritt des Veterinärhomöopathen, die Potenz zu wählen. Weil Sie diese Entscheidung nicht treffen müssen und Ihrem Homöopathen dabei auch nicht behilflich sein können, wird dieses Kapitel nur der Vollständigkeit halber eingefügt und um aus Neugier entspringende Fragen zu beantworten. Oft sind es jene Kritiker, die am lautesten gegen die Homöopathie wettern, die sich auf die verdünnte Natur der Medizin fokussieren. Daher ist es wichtig, ein gewisses Verständnis von diesem Aspekt zu haben.

Was ist die Potenz? Sie bezeichnet die Stärke einer Arznei oder wie viel Kraft während dem Prozess der Potenzierung (des Verdünnens und Verschüttelns) entwickelt wurde, wie im Kapitel ‚Grundlagen‘ aufgeführt. Genauso wie die Auswahl der Arznei den Symptomen des Patienten entsprechen muss, so muss auch die Auswahl der Potenz der Stärke der Lebenskraft angepasst werden. Mit anderen Worten, die Kraft, die aufgewendet werden muss, um ein Grasbüschel zu biegen, ist eine andere als die, die es braucht, eine uralte Pinie zu erschüttern. Viele Homöopathen halten die Auswahl der Potenz für schwieriger als die Arzneimittelwahl selbst!

Was sagt das *Organon* zu diesem Thema? A. 278: „Hier entsteht nun die Frage, welches dieser, für so gewisse als sanfte Hülfe angemessenste Grad von Kleinheit sey, wie klein also, zum Behufe der besten Heilung die Gabe jeder einzelnen, für einen Krankheitsfall homöopathisch gewählten Arznei sein müsse?"[1]

Das erweckt sicher ihre Aufmerksamkeit, nicht wahr? Um zu fragen, wie *klein* eine Gabe sein kann anstelle wie *groß*, dazu muss man ein Symptom überkommen, dass sich in dem Unterschied zwischen allopathischer und homöopathischer Medizin verbirgt. Wenn Sie sich das Kapitel über die Grundlagen ins Gedächtnis rufen, so erinnern Sie sich sicher daran, das homöopathische Arzneien durch Verdünnen und Verschütteln hergestellt werden, um so die heilende Energie freizusetzen, die der Substanz innewohnt und sie dem Patienten zugänglich zu machen. Der Patient, auch daran mögen sie sich erinnern, ist auf energetischer Ebene krank und eben diese ist es, wo die Medizin Ihre Wirkung entfalten soll. Werden Arzneien mehr und mehr potenziert, so werden sie stärker und stärker. Ihre medizinale Kraft, oder ihre Potenz, entwickelt sich in einem immer höher und höher werdenden Grade.

Je mehr eine Arznei verdünnt und verschüttelt wird, umso stärker wird sie.

A. 278 nennt weiterhin: „Diese Aufgabe zu lösen, für jede Arznei insbesondere zu bestimmen, welche Gabe derselben zu homöopathischem Heilzwecke genüge und dabei doch so klein sey, daß die sanfteste und schnellste Heilung dadurch erreicht werde, ist, wie man leicht einsehen kann, nicht das Werk theoretischer Muthmaßung; grübelnder Verstand, klügelnde Vernünftelei geben darüber eben so wenig Auskunft als es möglich ist, alle denkbaren Fälle im Voraus in einer Tabelle zu verzeichnen. Einzig nur reine Versuche, sorgfältige Beobachtung der Erregbarkeit jedes Kranken und richtige Erfahrung können dieß *in jedem besondern Falle* bestimmen...".[2]

Was sagt Hahnemann hier? Was ist „klügelnde Vernünftelei"? Gemäß Webster ist Vernünftelei „subtiles, irreführendes Beweisführen und Schlussfolgern."[3] Hahnemann erinnert uns daran, dass wir nicht einfach entscheiden können, dass eine bestimmte Gabe in all den Fällen von Krankheiten, die wir sehen, die richtige ist. Wir können keine Tabelle erstellen, die die Eventualitäten auf der einen Seite und die korrekte Potenz auf der anderen Seite zeigt, um eine bequeme und kugelsichere Referenz zu haben. Nein, die Entscheidung für die passende Dosis muss für jeden Patienten individuell getroffen werden — und auch für jede in sich einzigartige Darstellung von Krankheit. Es ist keine simple Rechnung von „wieviel Gramm der Droge pro Pfund des Patienten". Die richtige Dosis wird durch die Stärke der Lebenskraft und die Entwicklung der Krankheit, die die Lebenskraft ins Ungleichgewicht bringt, bestimmt. Die richtige Potenz zu wählen ist genauso wichtig wie die Wahl des richtigen Mittels.

A. 278 fährt fort: „...es wäre thöricht, die großen Gaben unpassender (*alloöpathischer*) Arznei der alten Praxis, welche die kranke Seite des Organismus nicht homöopathisch berühren, sondern nur die von der Krankheit unangegriffenen Theile angreifen, gegen dasjenige aufstellen zu wollen, was reine Erfahrung über die nöthige Kleinheit der Gaben, zum Behufe homöopathischer Heilungen ausspricht."[4]

Dies beschreiben, was passiert, wenn Arzneien gegeben werden, die nicht auf das Bild der Krankheit des Patienten passen. Per Definition wird eine Medizin, die nicht auf den Krankheitszustand passt, auf nicht-kranke Teile des Organismus (jene Körperteile, die keine Symptome ausdrücken) Auswirkung haben. Der Körper reagiert darauf in einer nicht-kurativen Weise und die moderne Medizin nennt diese Reaktionen „Nebenwirkungen". Aber wenn eine homöopathische Arznei gegeben wird, deren Stärke der Stärke der Krankheit entspricht, so resultiert daraus eine tiefe, heilende Antwort.

A. 279: "Diese reine Erfahrung nun zeigt *durchgängig*, daß, wenn der Krankheit nicht offenbar beträchtliche Verderbniß eines wichtigen Eingeweides zum Grunde liegt, (auch wenn sie unter die chronischen und complicirten gehörte) und, selbst wenn bei der Cur alle andern, fremdartig arzneilichen Einwirkungen auf den Kranken entfernt gehalten worden wären — *die Gabe des homöopathisch gewählten, hochpotenzirten Heilmittels für den Anfang der Cur einer wichtigen, (vorzüglich chronischen) Krankheit, in der Regel nie so klein bereitet werden kann, daß sie nicht noch stärker als die natürliche Krankheit wäre, daß sie dieselbe nicht, wenigstens zum Theil, zu übstimmen, nicht schon einen Theil derselben im Gefühle des Lebensprincips auszulöschen und so schon einen Anfang der Heilung zu bewirken vermöchte."*[5]

Es spielt also keine Rolle, wie verdünnt die Dosis ist, sie wird immer eine Wirkung auf die Lebenskraft erzielen. Welche Überlegung stellt ihr Veterinärhomöopath also an, um die passende Potenz auszusuchen? Es gibt viele Faktoren, aber alle drehen sich um die Übereinstimmung der Potenz mit dem Grad, mit dem die Krankheit auf die Lebenskraft des Patienten einwirkt. So wie eine Faust in einen Gummiball dringt, so hängt der Eindruck sowohl von der Stärke der Faust (Krankheit) als auch von der Festigkeit des Balls (Lebenskraft) ab. Dies ist keine lineare Verbindung, sondern mehr ein Netz von Einflüssen und Interaktionen über die Zeit hinweg. Man muss bedenken, wie fest die Faust geschlossen war, wie schnell sie geschwungen wurde, bevor sie den Ball traf, wieviel Kraft in dem Arm liegt, der die Faust führt, ob der Ball sich bewegte, bevor er getroffen wurde und wie geschmeidig das Material des Balles ist, ob der Schlag ein Volltreffer war oder den Ball nur streift... alle diese Faktoren bestimmen die Wirkung des Eindrucks. Ihr Homöopath muss eine komplizierte Verbindung verschiedener Variablen in Betracht ziehen, bevor er sich für eine passende Potenz entscheidet.

Hier ist eine weitere Analogie, um Potenz zu beschreiben: Stellen Sie sich vor, Sie versuchten einen gestrandeten Lastwagen auf einer geraden Ebene zu schieben. Egal, wie stark Sie an der Seitentür drücken, der Lastwagen wird sich nicht bewegen. Sie müssen sich in einer Linie mit der Ausrichtung der Räder befinden. Zuerst einmal begeben Sie sich in die Führerkabine und stellen die Vorderräder zu den Hinterrädern gleich. Dann stellen Sie sicher, dass die Bremsen nicht angezogen sind und die Automatik auf Neutral steht. Eventuell rufen Sie ein paar Freunde hinzu. Danach schrieben Sie kraftvoll gemeinsam, und zwar gleichzeitig, von der Rückseite des Lastwagens aus. Er bewegt sich! Sie sind Prinzipien zu Potenzauswahl erfolgreich gefolgt. Sie haben die passenden Umstände erschaffen und dann Kraft angewandt, genau dort, wo diese die größte Wirkung erzielt. Potenzauswahl hat viel damit gemeinsam. Auch beim Studieren eines Falles wird Ihr Homöopath die eben richtige Kraft bestimmen, die den Lastwagen ins Rollen bringt. Wenn er beginnt, wieder langsamer zu werden, so ist ein weiterer Schubs vonnöten und der Patient ist bereit für die nächste Gabe. „Kraft muss, damit sie Wirkung erzielt, nicht nur im richtigen Maß, sondern auch in der richtigen Richtung und zum richtigen Zeitpunkt angewandt werden." [6]

• • •

Dr. Close gibt uns fünf wichtige Gesichtspunkte zur Auswahl der Potenz [7]:

Empfänglichkeit des Patienten
Sitz der Krankheit
Natur und Intensität der Krankheit
Stadium und Dauer der Krankheit
Vorangegangene Behandlungen der Krankheit

• • •

Empfänglichkeit

Was ist Empfänglichkeit? Lassen sie uns mit Webster beginnen: „Mangel an Fähigkeit manchem fremden Agens zu widerstehen; Empfindlichkeit." [8] Wie empfänglich ist der Lastwagen gegenüber ihrem Stoß? Wie sehr müssen sie sich anstrengen, um ihn in Bewegung zu setzen? Vielleicht hat der Wagen eingerostete Räder oder sitzt im Schlamm fest, oder vielleicht steht er leicht bergauf? Sie müssten stärker schieben. Aber was, wenn er bergab steht? Wenn die Potenz zu hoch und der Patient sehr empfänglich ist, dann kann der Fall außer Kontrolle geraten und sich arg verschlimmern. Sie könnten den Lastwagen in einem Fluss schieben. Ist die Potenz zu gering, mag die Wirkung kaum wahrnehmbar sein und Sie und Ihr Homöopath werden auf der Suche nach einer neuen Arznei sein, während eigentlich nur eine höhere Potenz der gleichen Arznei vonnöten gewesen wäre. Zusammenfassend gesagt, Empfänglichkeit steht im Bezug zum Maß, in dem die passende Arznei im Patienten Wirkung erzeugt. Behalten Sie aber im Gedächtnis, dass dies keine statische Eigenschaft ist. Empfänglichkeit kann über die Zeit variieren.

• • •

Die höchste Empfänglichkeit findet sich bei folgenden Patienten:

Junge, energische Tiere
Tiere von großer Vitalität
Empfindsame, nervöse Patienten
Tiere ohne Pathologie
Patienten, die in der Vergangenheit KEINE oder NICHT VIELE (nicht-kurative) Medikamente bekommen haben (Ausnahmen im nächsten Abschnitt)
Patienten in einer gesunden Umgebung
    gutes Futter, begrenzte Anzahl an Impfungen — oder keine
    angemessene und regelmäßige Bewegung
    ein stabiles, liebendes, verlässliches Zuhause
Patienten mit bestimmten Krankheiten
    höhere Empfänglichkeit bei Patienten mit Anfallserkrankungen
    niedrigere Empfänglichkeit bei Herzklappenkrankheiten
    (das hat auch mit dem Sitz der Krankheit zu tun, wie unten beschrieben)

· · ·

Ganz allgemein wird der oben beschriebene Patient gut mit hohen Potenzen zurechtkommen. Aber wo eine Regel ist, gibt es auch immer Ausnahmen. Beispielsweise wird bei einem Patienten, der eigentlich eine niedrigere Potenz brauchen würde, der aber sehr viele andere Medikamente bekommen hat und der dabei seine Empfänglichkeit sehr erschöpft hat, die belagerte Lebenskraft eventuell nur auf eine höhere Potenz reagieren, wie auf einen „Weckruf". Dies hängt von der Stärke seiner Lebenskraft ab (was ein Unterschied zu seiner Empfänglichkeit ist). Dieser übermedikamentierte Patient wird besser auf eine höhere Potenz, wie eine C30 oder mehr, reagieren. „Die unterschiedlichen Fähigkeiten des Untersuchers müssen berücksichtigt werden. Ein Mensch, der seine Beobachtungsgabe sehr geschult hat, wird sehr viel mehr Dinge in einem Fall sehen als ein anderer, der nicht so gut ausgestattet ist."[9] Die Auswahl der Potenz ist eine Kunst, keine Wissenschaft.

• • •

Hier ist ein Diagramm, dass die Beziehung zwischen der Empfänglichkeit, der Stärke der Lebenskraft und der passenden Potenz der Arznei illustrieren soll:

Stärke der Lebenskraft
Hoch

Hohe Potenz oder niedrige Potenz in häufiger Wiederholung Empfänglichkeit Niedrig	Hohe Potenz Empfänglichkeit Hoch
Niedrige Potenz	Niedrige Potenz mit seltener Wiederholung

Niedrig
Stärke der Lebenskraft

Empfänglichkeit ist ein schwieriges Konzept. Es erfasst sowohl die Reaktivität des Patienten auf die kurative Arznei als auch die Stärke des Anstoßes, die der Patient vertragen kann. Ein hochempfindlicher Patient mit einer starken Lebenskraft ist in der Lage, sich mit einer höheren Potenz, oder einem stärkeren Anstoß, viel schneller in Richtung Heilung zu bewegen, wohingegen ein hochempfindlicher Patient mit einer schwachen Lebenskraft mehr durch sanfte Anstöße einer niedrigeren Potenz, die nur selten gegeben wird, profitiert.

Sitz der Krankheit

Dies bezieht sich auf die Lokalisation der Symptome im Körper. Wie in der Darstellung über Empfänglichkeit beschrieben, so hat ein Patient mit einer schweren Erkrankung, die sich im Herz manifestiert hat, mehr Hilfe von niedrigen Potenzen zu erwarten, wohingegen jemand mit neurologischen Symptomen höhere Potenzen braucht. Neurologische Symptome wie Tremor oder Gedächtnisverlust haben nicht dasselbe Katastrophenpotential durch Verschlimmerung, wohingegen eine Aggravation in einem Patienten mit einer Herzkrankheit fatal sein könnte. Wenn die Haut das am meisten betroffene Areal ist, so muss der Homöopath bei der Auswahl der Potenz andere Faktoren berücksichtigen, da sowohl hohe als auch niedrige Potenzen potentiell hilfreich sein könnten.

Natur und Intensität der Krankheit

Dies ist Dr. Closes dritte Überlegung zur Auswahl der Potenz. Wie schlimm ist die Krankheit des Patienten? Bei Juckreiz ohne Hautausschlag mag eine höhere Potenz angeraten sein, wohingegen ein Patient mit Geschwüren auf der Haut schwächer ist und eine stärkere Krankheit ausgeprägt hat als einer, dessen Lebenskraft einfach nur juckt. Eine andere Situation wäre ein Hund mit einem anhaltenden, schwächenden Durchfall, der eher eine niedrige Potenz braucht als einer, der ab und an etwas Durchfall hat.

Stadium und Dauer der Krankheit

Wie lange ist das Tier schon krank? Ältere Tiere, die viele Jahre unter ihren Beschwerden gelitten haben, reagieren besser auf niedrigere Potenzen, ein sanftes Anstupsen, bis sie zu reagieren beginnen und sich besser fühlen.

Jüngere Tiere mit erst relativ kürzlich aufgetretenen Symptomen werden mit höheren Potenzen besser zurecht kommen.

Vorherige Behandlungen der Krankheit

Schließlich, wie schon vorher erwähnt, werden Patienten nach einer langandauernden, nicht-kurativen Behandlung (jeder Art) schwach und durcheinander sein. Die Lebenskraft reagiert auf jede Medizin, die gegeben wird, sei sie nun kurativ oder nicht, und die Reaktion braucht Energie und Fokus. Wenn die Medizin manchen Symptomen entspricht, aber im Widerspruch zu anderen steht, so kann die Lebenskraft nicht in klar fokussierter Weise arbeiten. Eine organisierte, kohärente Reaktion, wie sie für einen kurativen Prozess benötigt wird, ist nicht möglich. Patienten, die häufige oder langdauernde Medikation erhalten haben, antworten besser auf niedrige Potenzen. Eine hohe Potenz in einer solchen Situation zu geben wäre das Gleiche wie den Lastwagen, der im Schlamm festsitzt, äußerst hart zu stoßen. Sie würden nur die Stoßstange verbiegen. Die Lebenskraft des übermedikamentierten Patienten ist abgestumpft, übersättigt und antwortet nur schwerfällig, sie ist nicht in der Lage auf einen plötzlichen, einzelnen Stoß in heilender Weise zu reagieren. Mit anderen Worten: Behalten Sie im Gedächtnis, dass zwischen Lebenskraft und ihrer Interaktion mit der kurativen Arznei keine lineare Kohärenz herrscht. Wie oben besprochen brauchen Patienten, die stark unterdrückt sind, eventuell eine höhere Potenz zum Anstoß ihrer Reaktionskraft, so wie man einen langsam und beständig arbeitenden Traktor bräuchte, um den im Schlamm feststeckenden LKW herauszuholen. Es gibt viele interagierende Faktoren, die den Pfad der Heilung nach der Gabe des Arzneimittels bestimmen. Ihr Homöopath ringt mit all diesen Fragen, wenn er sich für die passende Potenz entscheidet.

Das folgende Zitat stammt von Dr. Guernsey, einem homöopathischen Arzt, der in Philadelphia in den späten Jahren des 18. Jahrhunderts in der Obstetrik (Geburtshilfe) tätig war [10]: „Ein fähiger Künstler mag sehr wohl in der Lage sein, eine Harmonie zwischen den verschiedenen Vibrationen eines Akkords herzustellen; aber wie viel schöner und perfekter wäre eine

Harmonie, die eine passende Kombination all der Klänge darstellte, die seinem Instrument entlockt werden können."[11] Homöopathen, die sich mit allen Potenzen wohlfühlen, werden erfolgreicher in ihrem Verschreibung sein als solche, die sich nur auf einige wenige begrenzen.

• • •

Lassen sie uns nun die Fälle, die wir schon gesehen haben, noch einmal betrachten, um die Potenzen in Aktion zu beobachten. Die Taube Wilkins aus dem Kapitel ,Was heilt Homöopathie' bekam zu Beginn eine D-Potenz. Ich verschrieb diese Potenz zweimal täglich, aus drei Gründen. Der erste ist, dass ich sie in meiner Apotheke für Hausbesuche hatte. Der zweite, dass Wilkins ein älterer Patient mit einer sehr aktiven, unangenehmen Lage war (Anstrengung um Kottröpfchen hervorzubringen). Wäre dieser Zustand nicht behoben worden, hätte er sterben können. Also brauchte ich sowohl einen sanften als auch anhaltenden Schub. Die Wiederholung der niedrigen Potenz schien ihn zu erleichtern und in einen stärkeren Zustand zu bringen, in dem er dann bereit für eine C200 war. Über sein weiteres Leben hinweg bekam er dann mehrere Gaben der gleichen Arznei, in ansteigenden Potenzen, zeitlich weit auseinander liegend.

Ronny, das Eichhörnchen, war in einer ähnlichen Situation, älter und auch in einem bedrohlichen akuten Zustand, der recht plötzlich eingetreten war. Ich begann mit einer Gabe D30, die ich nicht wiederholen wollte, da ich mir ihrer Arznei nicht ganz sicher war. Nachdem ihr Niedergang weiter fortschritt, führte mich ein zusätzliches Symptom zu einem anderen Arzneimittel. Nach drei Gaben einer D30 Potenz davon erholte sie sich nicht nur und gewann ihre frühere Vitalität zurück, sondern erlangte auch einen Grad an Gesundheit wieder, den sie über die letzten Jahre nicht mehr erlebt hatte. Sie reagierte so gut, dass klar war, dass sie keine höhere Potenz in Folge brauchte.

Unglücklicherweise habe ich keine Aufzeichnung über die Potenz, die Thomas verabreicht wurde, aber Ida, die Katze, die ein Jahr über blutigen Eiter nieste, bekam eine einzelne Gabe einer C30. Obwohl sie schon eine ältere Dame von zwölf Jahren war, war ihre Lebenskraft doch stark genug, ihre Krankheit auf dieses Symptom zu beschränken, trotz beständiger Gaben von Antibiotika. Ich wäre höher als C30 gegangen, wenn sie jünger gewesen wäre und sich ihre Symptome heftiger zum Ausdruck gebracht hätten. Eine C30 war perfekt für sie, wie wir an der Erstverschlimmerung nach der Gabe sehen können (sie begann, sich die Nase zu reiben und fieberhaft zu niesen, dies hielt ein paar Tage an), nach der dann eine vollständige Heilung erfolgte. Sie braucht über das nächste Jahr hinweg keine weitere Gabe.

Solly, der Kater mit Harnverhalt, wurde im Kapitel über die Grundlagen vorgestellt. Ich begann mit einer D30, denn auch er brauchte etwas auf Notfallbasis und dieses Arzneimittel war zur Hand. In der Zwischenzeit gab die positive Reaktion seinem Halter die Zeit, eine C30 zu besorgen, eine gute Potenz für einen Patienten in einem kritischen Zustand, der gut auf eine D30 reagiert hatte. Auf C30 zu wechseln war einfacher als auf eine D100 oder D200 (schwer erhältliche Potenzen), und dieser Sprung tat Solly gut. Monate später half eine C200 bei einem minderschweren Rückfall. Wie an diesem Fall demonstriert wird, ergibt sich die Potenz manchmal aus dem, was man zur Hand hat und die Lebenskraft passt sich dem Anlass an. Eine LM-Potenz wäre in Sollys Fall hilfreich gewesen, besonders weil er unter allopathischer Medikation stand. LM-Potenzen sind von großem Nutzen, wenn man die palliative Medikation langsam heruntersetzen möchte.

Ruthie, die junge Hündin mit postoperativen Beschwerden und schwerer Konstipation, brauchte ebenfalls nur eine Gabe einer C30. Akute Zustände antworten gewöhnlich schneller auf Homöopathie als auf allopathische Medikamente, sie sind deswegen ein großartiger Weg, um die Kraft homöopathischer Arzneien zu demonstrieren. Ruthie hatte keine Erstverschlimmerung, was zeigt, dass die Potenz der Arznei exakt der Stärke ihrer Krankheit entsprach. Meist wird bei akuten Zuständen die Aggravation nach der Gabe ohnehin sehr gering ausfallen. Lesen sie A.157: „So gewiß es aber auch ist, daß ein homöopathisch gewähltes Heilmittel, seiner Angemessenheit und der Kleinheit der Gabe wegen, ohne Lautwerdung seiner übrigen, unhomöopathischen Symptome, das ist, ohne Erregung neuer, bedeutender Beschwerden, die ihm analoge, *acute* Krankheit ruhig aufhebt und vernichtet, so pflegt es doch (aber ebenfalls nur bei nicht gehörig verkleinerter Gabe) gleich nach der Einnahme — in der ersten, oder den ersten Stunden — eine Art *kleiner* Verschlimmerung zu bewirken (bei etwas zu großen Gaben aber, eine mehre Stunden dauernde), welche so viel Aehnlichkeit mit der ursprünglicben Krankheit hat, daß sie dem Kranken eine Verschlimmerung seines eignen Uebels zu seyn scheint."[12] Der Patient wird also mit einer kleinen ("verdünnten") Gabe der Arznei, wie sie in der homöopathischen Behandlung gegeben wird, von seiner akuten Krankheit mit keiner oder nur geringer Erstverschlimmerung schnell kuriert. Das nennt man den Treffer ins Schwarze! Kleinste Verschlimmerungen werden leicht übersehen. In Ruthies Fall könnte zum Beispiel eine kurze Verschlimmerung des Bauchschmerzes aufgetreten sein, eher mild und für niemanden außer Ruthie bemerkbar. Wir könnten auch Verschlimmerungen auf der mentalen oder emotionalen Ebene übersehen, oder solche, die zu einem Zeitpunkt auftreten, an dem wir gerade abwesend sind.

Als nächstes ist da Hogarth, der Labrador mit dem anhaltenden, blutigen Nasenausfluss aus dem Kapitel ‚Fallaufnahme'. Hogarth ist ein Patient mittleren Alters mit einem schwerwiegenden Problem. Wie bewiesen ist durch seine Geschichte mit der „Arthritis", die schlimm genug war, als dass er Probleme beim Treppensteigen hatte, beschränkt sich Hogarths Krankheit nicht auf einen Teil des Körpers oder ein System. Diesem Patienten wäre es mit einer hohen Potenz nicht gut ergangen, denn seine Lebenskraft ist nicht stark genug, um der Herausforderung zu begegnen, zu diesem Niveau anzusteigen und in dieser Kraft zu agieren. Und ebenso ruft der langsame, anhaltende Verfall, den er über die letzten Monate erfahren hat, nach einem langsamen und beständigem, doch kraftvollen Arzneimittel. In Hogarths Fall wäre eine LM-Potenz höchst empfehlenswert gewesen, da LM-Potenzen die Möglichkeit in sich bergen, flexibel angewendet zu werden, exakt den Ansprüchen des Falles gemäß dosiert zu werden (Arzneien die in Wasser gegeben werden, haben diesen Vorteil) und gleichzeitig die Kraft besitzen, einen langsamen, beständigen Niedergang einer alternden Lebenskraft anzuhalten. LM sind einzigartig unter den Potenzen, da sie aufgrund ihrer Herstellungsweise trotz höchster

Verdünnung doch extrem sanft wirken. Hogarth könnte es auch mit einer C30 gut ergangen sein. In jedem Fall muss der Homöopath aber immer die Gewohnheit haben, größte Aufmerksamkeit auf den Zustand des Patienten zu legen, bevor er eine Arznei wiederholt, selbst bei LM-Potenzen. Hogarth reagierte gut auf weit auseinanderliegende Gaben.

Auch finden wir im Kapitel ‚Fallaufnahme' Charlie, den Berner Senner mit seinem Jucken und Würgen. Hier haben wir einen jungen Hund, kaum zwei Jahre alt, mit einem erst kürzlich aufgetretenen Problem. Allerdings sollten wir beachten, dass dieses Problem an der Spitze einer lebenslangen emotionalen Besorgnis daherkommt, die zu tun hat mit Furcht und Angst vor Berührung, im Auto zu fahren, vor Geräuschen, als auch einer überhöhten Reaktion auf Schmerz. Obwohl er ein junger Hund ist, hat sich seine Krankheit doch stark in alle Ebenen verwurzelt, physisch, seelisch und geistig. Wäre eine sehr hohe Potenz angewandt worden, so wäre da die Möglichkeit gewesen, dass Charlie eine schwerere Aggravation erfahren hätte. Was ist also die passende Potenz für ein junges, starkes Tier mit einer mittelschweren Krankheit auf vielen Ebenen? Ich begann mit einer C30. Zwei Monate später brauchte er eine Gabe C200, als seine Symptome zurückkehrten. In Charlies Fall hätte ich wahrscheinlich mit einer höheren Potenz beginnen können, da seine einzige bemerkbare Erstverschlimmerung aus einem „recht stinkenden" Haufen bestand, ein paar Tage nach der Gabe. Aber mit seinem explosiven Potential (emotional) wollte ich es nicht riskieren, zu hoch zu beginnen. Zwei Tage nach der C200 hatte er einen Tag, wo er vermehrt winselte und ruhelos war, alles „anrempelte" und allgemein unpässlich schien. Dies hat sich schnell beruhigt und er verbesserte sich beständig auf allen Ebenen, bis sein Halter sagte: „Es geht ihm ganz fantastisch!" Oft lässt das erste Mittel in einem Patienten die Symptome „Spalier stehen", so dass sie danach schneller und reibungsloser auf die folgenden Gaben reagieren, die, wenn notwendig, gegeben werden. Das Vermeiden von zu großen Sprüngen bei Potenzen hat sich weiterhin in meiner Praxis gut bewährt.

Gehen wir zum Kapitel über Repertorisation, finden wir Joy, die chronisch lahme vier Jahre alte Airedale Terrier. Die Klientin sagte mir, „wenn sie rennt, ist sie wunderschön", und dass sie eine „glückliche Hündin, voller Freude" war. Dies hatte sich mit dem Lahmen verändert. Trotz der vielen unterschiedlichen Arten von Behandlung in den letzten zwei Jahren blieb ihr Lahmen bestehen. Joy konnte nicht länger beim Rennen mit ihrer Halterin mithalten. Ihr Lieblingssport, den Ball zu jagen, wurde zu einem Dinge der Vergangenheit. Meine Klientin dachte ernsthaft über Euthanasie nach. Joy reagierte auf eine Reihe von Potenzen, angefangen bei einer C200 bis hinauf zu einer 50M über eine Periode von mehreren Jahren. So wie es war machte sie langsamen, aber beständigen Fortschritt und schließlich war Sie frei von jeglichem Hinken für mehr als drei Jahre.

Arzneien sind eher Instrumente der Lebenskraft als Mittel zur Kontrolle der Symptome

Dieses Kapitel sollte Ihnen ein wenig den Geschmack der praktischen Erfahrung im Umgang mit einigen Potenzen vermittelt und dabei gezeigt haben, dass eine einzelne Gabe eine langanhaltende, heilsame Veränderung bewirken kann. Wenn wir Arzneimittel als Instrumente der Lebenskraft sehen, die den Körper in Richtung Heilung stimmen, dann werden wir sie vorteilhafter nutzen. Wenn wir Arzneien als etwas verstehen, was den Patienten oder seine Symptome kontrolliert, werden wir zurück in die Falle der symptomatischen Behandlung tappen. Als Verwalter der Lebenskraft optimieren wir den Zustand, so dass Gesundheit das Resultat ist und manipulieren nicht Symptome derart, dass unser Patient nach außen hin gut aussieht. Homöopathie ist ein sehr andersartiger Ansatz und verlangt einen Sinn für Ergebenheit, sehr viel Geduld, umfangreiches Studieren und eine strenge Hand gegenüber dem eigenen Stolz.

• • •

Genießen sie die folgenden Fälle als eine Illustration für das Potential der Homöopathie, Tieren zu helfen.

Der keuchende Hund

Otis ist ein elf Jahre alter goldener Labrador, der schwer hechelte und keuchte. Die homöopathische Behandlung ließ nicht nur das Hecheln verschwinden, sondern half ihm auch, seine Stärke zurückzugewinnen, die er über die letzten Jahre verloren hatte. Im Gegensatz zu seinen anderen älteren Hundefreunden, die sehr arthritisch daherkamen, sich steif und langsam bewegten, stach Otis hervor. Als 13 Jahre alter Rüde bewegt er sich wieder mit richtig gutem Tempo, rennt und spielt.

Die Katze mit einer Erkältung

Queenie, eine junge Katze, die aus der Müllhalde gerettet wurde, hatte schwarze, krustige Pfropfen von Absonderungen in ihrer Nase, schon seit einigen Monaten. Konstantes Reinigen half nicht, sie bildeten sich immer wieder. Nach dem Arzneimittel wurde sie „zum Turbo" und ihre Nase ist auch Jahre später immer noch sauber.

Die depressive Hündin

Gal war traurig und lustlos, nachdem sie ihren Hundegefährten verloren hatte. Sie lag herum und wollte nicht fressen. Sie verbrachte all ihre Zeit alleine oben im Haus und schaute aus dem Fenster, als ob sie darauf wartete, dass ihr Freund nach Hause käme. Gal verhielt sich wie eine alte Hündin, obwohl sie erst zwei Jahre alt war. Sie hatte außerdem eine stinkende Ohrinfektion entwickelt, die resistent gegenüber Behandlungen war. Nach der homöopathischen Behandlung wurde sie wieder die glückliche, verspielte und interaktive Hündin, die sie gewesen war und auch ihre Ohren heilten.

. . .

Kapitel 7 - Quellverweise

1. Hahnemann, Samuel *Organon der Heilkunst* / bearb., hrsg. und mit einem Vorw. vers. von Josef M. Schmidt. - Textkritische Ausg. der von Samuel Hahnemann für die 6. Aufl. vorges. Fassung. - Heidelberg; Haug, 1992

2. *Ebd.*

3. Mish FC, Morse JM, Gilman EW, *et al.*, eds. *Merriam Webster's Collegiate Dictionary*. Springfield, MA: Merriam-Webster, Inc.; 1996: 1121.

4. *Ebd.* 1.

5. *Ebd.*, p. 202-203.

6. Close S. *The Genuis of Homoeopathy*. New Delhi, India: B. Jain Publishers;1997: 189.

7. *Ebd.*, p. 192.

8. *Ebd.* 3, p. 1187.

9. *Ebd.* 6, p. 194.

10. Winston J. *The Faces of Homœopathy an Illustrated History of the First 200 Years*. Tawa, Wellington, New Zealand: Great Auk Publishing; 1999: 54.

11. *Ebd.* 6, p. 191.

12. *Ebd.* 1, p. 127.

8 – Betreuung des Falles oder Jetzt habe ich also eine Arznei gegeben —Was passiert als Nächstes?

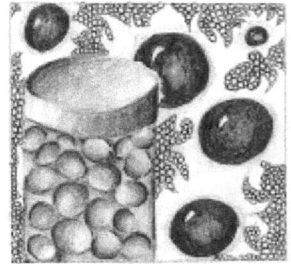

Es heißt abzuwarten, solange eine Besserung im Fall merklich ist.
—Hahnemann, A. 246, *Organon*

Nach der Arzneimittelgabe folgen Patienten ihrem eigenen, individuellen Pfad in Richtung Gesundheit und der Fortschritt kann anhand klarer und merkbarer Meilensteine bemessen werden. (Um sich der drei möglichen Antworten auf eine Arznei zu erinnern, lesen Sie bitte noch einmal im Kapitel ‚Grundlagen'.) Dies ist sehr verschieden von der Antwort, die auf allopathische Medizin erfolgt. Bei einem Allopathikum wird das einzige Zeichen darin bestehen, dass Symptome verschwinden, um dann zurückzukehren und damit zu indizieren, dass nun eine stärkere Dosis der palliativen Medizin vonnöten ist. Über die Zeit hinweg mag ein Symptomenkomplex eventuell vollständig verschwinden, dafür kommen dann aber schwerere hervor, die eine andere Art von Palliation benötigen. Der Fokus liegt ganz klar auf der Medikation statt auf dem Patienten.

In der Homöopathie erweckt die Behandlung die Lebenskraft und diese beginnt ihre Arbeit, indem sie heilt. Erstverschlimmerungen passieren und demonstrieren, dass der Körper in der Lage ist, sich selbst zu helfen und die Krankheit zu überwinden. Ihre Katze oder Ihr Hund erfahren einen Zufluss an Energie und das lang verlorene Strahlen kehrt in ihre Augen zurück. Spielzeuge, die schon in der Ecke Staub angesetzt haben, finden ihren Weg zurück in die Mitte des Wohnzimmers. Es gibt einen Aufschwung in der Energie und auch der Appetit für gesunde Nahrung kehrt zurück. Die Stimmung verbessert sich und Spaziergänge, die vorher eher kürzer ausfielen, werden wieder länger. Jeder Patient findet seinen ganz eigenen Weg zurück ins Leben. Nach einer Weile können Symptome alter Krankheiten zurückkehren, die ihr Homöopath mit Freude willkommen heißt, da sie ein ausgesprochen gutes Zeichen für wahre Heilung sind. Der Körper wird schließlich stärker, stark genug, um alte Beeinträchtigungen zu reparieren, und erhöhter Elan und größerer Genuss am Leben kommen Hand-in-Pfote mit diesen Ereignissen.

Diese Art von Struktur und Individualisation werden Ihrem Tierarzt in der medizinischen Ausbildung nicht beigebracht, denn unsere Patienten werden palliativ und unterdrückend behandelt, statt sie mit Arzneien zu versorgen, die den Körper als Ganzes mit einbeziehen. Auch Blutbilder können den Fortschritt in Richtung Gesundheit nicht genau bemessen, denn die Einzelheiten des Ausdrucks der Symptome und die Antworten auf eine Behandlung sind in jedem Patienten um so vieles individueller als die Nummer der roten Blutkörperchen, die Menge von Abfallprodukten, die durch die Nieren ausgeschieden werden oder die Erhöhung der Leberenzyme zum Ausdruck bringen könnten. Betrachten Sie die Stadien der Antworten Ihres Tieres, als ob Sie von einem spannenden Film fasziniert wären, dessen Ausgang sie nicht kennen. Schwelgen sie in den Einzelheiten, da jeder Patient seinem ganz eigenen, einzigartigen Pfad in Richtung Heilung folgt.

• • •

Es gibt einen Zyklus in der homöopathischen Behandlung. Zu Beginn ist der Homöopath eng mit Ihnen verbunden, spricht mit Ihnen über Ihr Tier, hört sich aufmerksam Ihre Worte an und beobachtet Ihren Gefährten, wie er oder sie geduldig (oder auch nicht) in der Praxis wartet. Dann wird der Veterinär sich mit dem Tier bekannt machen, erst durch eine Untersuchung und dann durch achtsames Studium und Analyse des Falles. Als Homöopathen suchen wir nach einem tiefen Verständnis des Ungleichgewichts, das im Patienten herrscht, damit wir es mit der passenden Arznei abgleichen können. Als nächsten werden Sie das Arzneimittel verabreichen und der Fokus Ihres Homöopathen wird wieder zu Ihnen zurückkehren. Wann ist der nächste Termin? Welche Arten von Informationen werden dann gebraucht? Was sind die Ziele, die bei Ihrem Tier erreicht werden sollen? Wie lange wird alles dauern?

Einzelheiten sind wichtig

Ein guter Homöopath wird so klar wie möglich sein, ohne irgendwelche Versprechungen zu machen. Sie können die Folgekonsultation (das Follow-up) innerhalb der nächsten Tage bei einer schnell fortschreitenden Krankheit oder einem sehr geschwächten Patienten erwarten, bei robusteren, stärkeren Patienten innerhalb der nächsten Woche oder innerhalb von 2 Wochen bei Tieren mit einer minderschweren oder langsam fortschreitenden Krankheit. Das erste Follow-up wird wahrscheinlich länger ausfallen als die folgenden, denn Sie werden ihre Fähigkeit zur Beobachtung mit der Zeit und wachsender Erfahrung schärfen. Viele von uns, wenn neu in der Homöopathie, erkennen erst einmal nicht, wie wichtig Einzelheiten sind. Nehmen Sie beispielsweise den Stuhlgang, wenn der Verdauungstrakt der Sitz der Krankheit ist. Sie sollten nicht nur die Häufigkeit, sondern auch die Farbe, die Konsistenz und den Geruch beachten, außerdem, ob der Kot schwierig oder einfach abgesetzt wird. Ihr Homöopath wird wissen wollen, was genau passiert, was sich verändert hat und wie sehr. Sie brauchen nicht das Mikroskop zur Hand nehmen und stündlich Notizen zu machen, aber achten Sie auf die neuen Dinge und wann sie auftreten. Wann hat er schließlich begonnen, sein Frühstück vollständig aufzuessen? Wann ist sie zurück ins Bett gekommen, um an Ihrer Seite zu schlafen, an ihrem vormaligen Lieblingsplatz? Wann gab es einen Ausbruch von Energie? Erinnern sie sich an Queenie, die Turbo Katze?

Während der Zeit zwischen den Arzneimittelgaben wird Ihr Homöopath Ihnen helfen, die kleineren Beschwerden mit sanften, nicht unterdrücken Mitteln zu behandeln. Das ist von Vorteil, weil die gewöhnlichen Medikamente für beispielsweise Durchfall, Juckreiz, Augen- oder Ohrenbeschwerden von unterdrückender Natur sind. Sie wurden erzeugt, um ein Symptom so schnell und vollständig wie möglich zu stoppen. Erinnern sie sich an das Kapitel der Grundlagen und die drei möglichen Weisen, mit der die Lebenskraft auf einer Arznei antworten kann.

Unterdrückung, Palliation und Heilung. Wir entscheiden uns immer für Heilung.

Wenn wir uns den Beschwerden unseres Tieres ohne den Gebrauch allopathische Medikation annehmen, erlauben wir der Lebenskraft weiterhin unbeirrt ihre Antwort auf die heilende Arznei wirken zu lassen.

Alles ist Prozess. Homöopath und Klient werden nicht plötzlich mit dem neuen System vertraut. Wir können lernen und studieren, was es heißt, zu heilen und dem Gewahrsein und Verständnis erlauben, über die Zeit langsam zu wachsen. Zusammen verändern wir lebenslange Gewohnheiten. Ihr Homöopath wird Sie wissen lassen, was in Ihrem Tier vor sich geht und sie arbeiten dann Hand in Hand, um den Prozess zu unterstützen. Der Körper wird im Ganzen reagieren und in allen Arealen, die in der Vergangenheit Symptome gezeigt haben, antworten. Beispielsweise wird ein Hund, der Probleme mit Durchfall hatte, sehr wahrscheinlich wieder einen Durchfall haben, wenn er auf die Arznei reagiert. Eine heikle Katze wird wieder Schwierigkeiten mit dem Appetit haben, vielleicht sogar noch vermehrt gewisse Nahrung für eine Zeit ablehnen. Als Verfechter der Lebenskraft werden wir lernen, aufmerksam Notiz von allem zu nehmen, was passiert, um dann die notwendigen Schritte zur Pflege des Tiere zu unternehmen, während Heilung geschieht. Wir lernen, dass Ohrinfektionen mit einem sanften Kräutersud behandelt werden können, während wir auf die Antwort des Körpers warten. Wir sehen, dass das einfache Reinigen der Augen bei Ausfluss genug ist, um den Patienten in einem angenehmen Zustand zu halten, während er auf die Arzneigabe reagiert.

Die Verbesserung mit Klarheit und Voraussicht abzuwarten, ist eine neue Fähigkeit.

Follow-ups und Was erwartet werden kann

"Im Falle des, auch noch so kleinen Anfanges von Besserung — [zeigt der Kranke] eine größere Behaglichkeit, eine zunehmende Gelassenheit, Freiheit

des Geistes, erhöhter Muth, — eine Art wiederkehrender Natürlichkeit."
—Hahnemann, A. 253, *Organon*

Mit der Zeit realisieren wir, dass auch kleine Veränderungen, wie nicht länger in der Sonne zu liegen, es wert sind, notiert und berichtet zu werden. Zu Beginn liegen Follow-ups oft nah beieinander, bis Sie sich angewöhnt haben, genau und vollständig zu berichten. Dann kehrt der Fokus des Homöopathen wieder auf die Einschätzung des Patienten zurück. Eine physische Untersuchung im Follow-up ist nur die Spitze des Eisbergs. Ihr Homöopath braucht viel mehr Information als durch eine Untersuchung gewonnen werden kann. Um Arzneimittelreaktionen einzuschätzen, braucht ihr Homöopath die Beobachtungen derer, die den Patienten im alltäglichen Leben am nächsten stehen. Wie ist sein Schlaf? Wie reagiert er jetzt auf den Postmann? Wie kommt er mit den anderen Hausbewohnern zurecht? Sind da immer noch Träume? Das Erbrechen ist weniger oft und besteht nur aus Flüssigkeit, anstatt aus dem gesamten Abendessen? Ist irgendetwas gänzlich Neues passiert, das den ganzen Haushalt betroffen hat? Diese Beobachtung sind pures Gold für den Homöopathen und ohne sie kann er Ihrem Tier nicht helfen. Sie sind der Schlüssel. Sie sind die Augen und Ohren des Homöopathen.

• • •

Es folgt ein gutes Beispiel eines exzellenten Berichtes in einem Follow-up: „Eine Woche ist vergangen. An jedem Morgen hat er seitdem Schleim in seinen Augen. Erst auf der linken Seite, dann rechts, dann wieder links, etwas ungleichmäßig. Er hat großflächige Schuppen! Ein dringender Stuhlgang gestern Abend. Heute morgen war der Kot sehr breiig. Helle Flecken auf seiner Nase. Rote Linien an seinem Zahnfleisch — wenn auch nicht sehr dunkel. Geruch — nicht so übel. Ich hab ihn richtig ausgebürstet. Das Unterfell ist nicht richtig herausgekommen. Und wieder waren da sehr viele Schuppen. In seinen Ohren ist nicht allzu viel. Er ist sehr gesprächig! Bewegt sich beim Träumen. Macht laute Klänge wie „Humf!", wenn er sich hinlegt oder brummt, wenn er runter geht. Hängt sehr an mir. Ist extrem geduldig mit [einem befreundeten Hund]. Er hört unglaublich gut zu."

• • •

Zu Beginn wird ihr Veterinärhomöopath einige Schlüsselsymptome auswählen, die zur Beschreibung auf die Beobachtungsliste kommen. Das wird Ihnen einen Fokus geben und Sie dazu bringen, den Fluss von Ebbe und Flut, der sich in der Lebenskraft, die auf die Arznei reagiert, zeigt, zu bemerken. Sie werden aus der „das Symptom ist immer noch da" Mentalität ausbrechen und in einer „die Dinge verändern sich, werden schwächer und stärker, aber im gesamten weniger" Verfassung kommen. Erinnern sie sich daran, dass Arzneireaktionen organischer Natur sind, kein Schnipp-und-Ab. Sie sind individuell, nicht allgemeine Standardgröße. Der Patient ist Lebenskraft, die flüssig reagiert und dem Eindruck der Arznei folgt. Erinnern Sie sich an den steckengebliebenen Lastwagen? Der Arbeiter (die Arznei) schiebt und der Lastwagen beginnt zu rollen. Wenn er ins Stocken kommt, ein weiterer Schubs. Aber anhaltendes Schieben ist weder produktiv noch nötig. Wir bitten die Lebenskraft, zu erwachen und zu antworten, setzen sie nicht auf eine Tretmühle von Arzneien, um sie am Laufen zu halten. Diese Veränderung in unserer geistigen Auffassung zu erreichen braucht eine gewisse Zeit und eine Wiederholung der Prinzipien.

"Jede, in einer Cur merklich fortschreitende und auffallend zunehmende Besserung ist ein Zustand, der, so lange er anhält, jede Wiederholung irgend eines Arznei-Gebrauchs durchgängig ausschließt, weil alles Gute, was die genommene Arznei auszurichten fortfährt, hier seiner Vollendung *zueilt* ."
—Hahnemann, A. 246, *Organon*

Auch im Follow-up wird ein guter Homöopath es vermeiden, Ja-Nein-Fragen zu stellen. Wie ist die Energie? Wie ist der Durst? Wie hat er sich benommen, als Sie über die Ferien Gäste zu Besuch hatten? Ihr Homöopath wird spezifische Fragen vermeiden, die eine beengte, leblose Antwort hervorrufen und eher damit zu tun haben, ob Sie ein folgsamer Klient sind, als ein genaues Bild des Patienten zu liefern. Sie sind mit dem Patienten verbunden, Ihr Homöopath ist es nicht. Wenn Sie also ein schweres, besorgniserregendes Symptom beschreiben, möchte er genau wissen, was Sie sehen und warum Sie sich solche Sorgen machen. Nicht nur, „Ja, das ist passiert", oder, „Nein, diesen Aspekt des speziellen Symptoms habe ich nicht gesehen." Beschränken sie Ihre Antworten nicht auf Ja und Nein.

Auch hilfreich sind häufige Berichte eines bestimmten Ereignisses. Beispielsweise hat er vor der Arznei zwanzigmal pro Tag gehustet. Wie ist das jetzt? Dies hilft zu bestimmen, ob das Symptom besser oder schlechter wird. Es gibt Ihnen auch einen Referenzpunkt, wenn sie auf einige Follow-ups zurückblicken. Manche Klienten möchten zu ihrem Arzt nett sein, deswegen sagen sie jedes Mal „besser", aber fragt man nach der wirklichen Häufigkeit, so wird sichtbar, dass sich nicht viel verändert hat. Es ist gut, das „Besser" zusammen mit einer Zahl zu notieren. Aber der Fokus liegt nicht nur auf den Zahlen. Ihr Homöopath wird auch wissen wollen, wie das Symptom den Patienten im Ganzen beeinträchtigt, zu welcher Tageszeit es erscheint, wie schwer es ist, ob es alltägliche Aktivitäten unterbricht oder nicht und so weiter. Die Beschaffenheit innerhalb des Kontextes ist für den Homöopathen sehr wichtig.

Symptome, die den Patienten beeinträchtigen sind kritischer als solche, die das nicht tun.

Warum muss ich warten?

Warten ist der Schlüssel! Nach einer Arzneigabe erlaubt das Warten der Lebenskraft, auf die Arznei zu reagieren. Wir warten und beobachten. Wenn wir zu schnell mit einer weiteren Gabe oder mit einem anderen Arzneimittel dazwischenfahren, werden wir nur die initiale Reaktion sehen und es dem kurativen Prozess nicht erlauben, zu beginnen. Es ist sehr gut möglich, mit einer kurativen Arznei palliativ zu arbeiten. Dazu müssen Sie sie nur zu oft verabreichen. Homöopathen wollen die Lebenskraft zur Heilung stimulieren, nicht kontinuierlich Symptome medikamentieren, um deren Ausdruck unter Kontrolle zu bringen. Seltene Gaben sind die Besten, um die

Lebenskraft in ihrem Reich regieren zu lassen. Eile bei den Arzneimittelgaben kann den Prozess nicht beschleunigen. Dies würde nur Verwirrung stiften. Das ist eine kardinale Regel!

Alte Symptome, wenn auch furchterregend anzuschauen, sind ein gutes Zeichen für eine Heilreaktion. Lassen wir sie passieren.

Warten ist nicht dasselbe wie Leidenlassen. Ja, wir beobachten, wie die Symptome des Patienten auftreten und sich eventuell kurz verschlimmern, aber die Situation ist nicht dieselbe wie vor der homöopathischen Behandlung. Die Geschichte hat sich verändert. Die Ohrenentzündung, die sich in der Vergangenheit zu einem fürchterlich stinkenden, eiterigen Geschwür entwickelte, muss während der homöopathischen Behandlung nicht notwendigerweise genau diesen Verlauf nehmen. Die kritischen Spitzen werden nicht so schlimm ausfallen, wie zu dem Zeitpunkt, als die Lebenskraft noch nicht involviert war. Homöopathie erweckt die Lebenskraft und dann müssen Homöopath und Klient zurücktreten und ihr Wirken passieren lassen. Erinnern sie sich daran, dass nach einem Arzneimittel die Energie oft erhöht ist, der Appetit besser wird und die Emotionen leichtere? Die alten Symptome, die ein solches Leiden verursachten, kehren nun in einem neuen, vitalisierten Patienten zurück. Gesündere Tiere können Symptome wesentlich besser aushalten, als sie das in der Vergangenheit konnten. Warten Sie ab und beobachten Sie, was passiert. Seien Sie bereit für eine angemessene Pflege zuhause (beschrieben im Kapitel Unterstützende Pflege), aber erlauben Sie es den Symptomen, sich zu entfalten. Bei passender Verschreibung wird Ihr Tier bald über diesen Zustand hinausgehen und ein höherer Grad an Gesundheit entsteht.

Die Prognose, oder Was ich von dieser neuen Medizin erwarten kann?

Jeder Patient ist unterschiedlich, selbst wenn die gleiche Diagnose gestellt wurde. Die eine Katze mit Schilddrüsenüberfunktion reagiert schnell und abrupt, während die Anderen eher langsame Veränderungen über die nächsten Monate zeigt. Ein Krebspatient macht großartige Fortschritte, ein anderer mag seinen Niedergang nur etwas vor dem Ende verlangsamen können. Nicht jeder Patient hat genug vitale Energie, um eine Heilungsantwort zu formen und nicht jeder Patient kann geheilt werden. Aber Ihr Homöopath wird seine Kenntnisse und Erfahrungen über die Progression von Krankheit nutzen, um die Prognose für Ihr Tier einzuschätzen. Er wird beobachten und sehen, was nach der Arzneigabe passiert, dabei wird er mehr Informationen über den Patienten sammeln. Ihr Homöopath kennt die Einzigartigkeit der Krankheit jedes Patienten und weiß, dass das Etikett einer Diagnose nicht länger als Standardgröße für eine Lebensspanne gewertet werden kann. Viele dieser Einschätzungen werden auf den Kopf gestellt, wenn wir mit der wundervollen Wahrheit konfrontiert sind, dass jeder Patient individuell ist. Die Prognose basiert mehr auf der vitalen Stärke des Patienten als auf dem Namen der Krankheit.

Jeder Patient ist einzigartig! Erinnern Sie sich daran, dass Krankheit auf der energetischen Ebene beginnt, sich dann zur Ebene der Empfindung durchsetzt und später auf Ebene der Funktion und der Pathologie sichtbar wird? Patienten mit pathologischen Veränderungen werden aufgrund der fortgeschrittenen Natur ihrer Krankheit langsamer heilen, wenn sie denn heilen können. Patienten mit Problemen in vielen Körpersystemen brauchen meist länger, um Resultate zu zeigen. Jüngere, robustere Patienten reagieren schneller und umfassender, auch mit mehr Deutlichkeit, so dass es einfacher ist, die nächsten Schritte zu bestimmen. Auch ist es sehr wichtig, sich daran zu erinnern, dass es jene Patienten am einfachsten haben, deren Halter deutlich und genau kommunizieren, und es so dem Homöopathen erlauben, bestmöglichste Arbeit zu leisten.

Die Ordnung, in der die heilende Antwort erfolgt, ist nicht immer vorhersehbar. Das schlimme Symptom, welches Sie überhaupt dazu brachte, zum Homöopathen zu gehen, ist vielleicht nicht das erste, das sich verbessert. Während es schon meist so ist, dass die am kürzesten zurückliegenden und behandlungswürdigsten Symptome als erste verschwinden, ist dies doch keine in Stein gemeißelte Regel. Dies kann ein frustrierender Aspekt der homöopathischen Behandlung sein. Doch der Patient ist es, der entscheidet, was zuerst geheilt wird —nicht Sie, nicht ihre Homöopathin und auch nicht die Arznei.

Kommunikation

Bevor die Behandlung beginnt, wird Ihr Homöopath Sie eventuell eine Patientenerklärung lesen und unterschreiben lassen. Diese besagt ganz simpel, dass der Patient mit Homöopathie und keinen weiteren Methoden behandelt werden wird. Wenn es seiner Meinung nach notwendig wird, überweist der Homöopath Sie in eine Spezialklinik. Ein Beispiel für eine solche Patientenerklärung kann im Referenzteil am Ende des Buches gefunden werden. Dieses Formular informiert Sie und schützt Ihren Homöopathen durch klare Festlegungen, beispielsweise, dass keine unterschiedlichen Heilmethoden angewandt werden. Natürlich sieht das Formular etwas anders aus, wenn Ihr Homöopath auch andere Heilmethoden anwendet. In jedem Fall ist eine klare Kommunikation ein Muss. Fragen Sie! Finden Sie heraus, welche Ausbildung Ihr Homöopath erhalten hat und wie oft er Homöopathie in seiner Praxis anwendet. Wenn er auch andere Heilmethoden verwendet, fragen Sie ihn, warum und auf welcher Grundlage er welche Methode für welchen Patienten zurate zieht.

Abrechnung

Keine Besprechung der homöopathischen Veterinärpraxis wäre vollständig, ohne auch über Geld zu sprechen. Wenn Ihr Tierarzt Homöopathie praktizieren möchte, so muss er auch seine Rechnung bezahlen können, während er das tut. Manche Homöopathen berechnen Festsätze für Erstanamnese und Follow-ups, andere rechnen nach Zeit ab, ähnlich wie Anwälte. Sie notieren jede Minute, die über einen Fall verbracht wird, bestimmen ein faires Stundengehalt und stellen ihrem Klienten dann regelmäßig eine Rechnung. Wenn Ihr Homöopath gute Arbeit leistet, dann werden Ihre Klinikbesuche dramatisch abnehmen. Ihr Ziel ist letztendlich, Ihren tierischen Gefährten zu heilen, so dass Sie nicht mehr zum Tierarzt kommen müssen. Das ist gut verwandte Zeit! Manche Homöopathen werden manche Zeit frei vergeben, um sicherzustellen, dass die Verschreibung wirklich gut ist. Das ist eines jedes Praktizierenden gutes Recht. Eventuell sehen Sie diese „freie, nicht berechnete" Zeit auf Ihrer Rechnung und wundern sich über das Ausmaß an Zeit, die für Ihr Tier aufgewandt wurde. Die Praxis der Homöopathie ist sehr zeitaufwendig, schwierig und gelegentlich eine nervenaufreibende Profession. Aber Ihr Tier unter der Pflege eines guten Homöopathen erblühen zu sehen, ist mit Sicherheit jeden Pfennig Wert.

Terminerinnerungen

Ein Schlüssel zu anhaltendem Fortschritt der Heilung sind die Erinnerungen an die Folgetermine. Wenn die Abstände zwischen den Behandlungen Ihres Tier zu lang sind, kann es sein, dass der Fortschritt stagniert oder schlimmer noch, Sie könnten versucht sein, Hilfe bei unterdrückenden Medikamenten zu suchen. Sie sehen vielleicht zuerst eine wunderbare Veränderung des Zustands, dann aber das Auftauchen eines Kindheitsproblems. Der erste Instinkt könnte sein, diese alten Symptome sofort unterdrücken zu wollen, weil schlechte Erinnerungen an das Leiden aufkommen, das damit involviert war, bevor es verschwand. Widerstehen Sie dem Impuls, die alten Medikamente hervorzuholen, die „doch vorher gewirkt haben." Erinnern Sie sich daran, dass Arzneien, die für ein bestimmtes Symptom erstellt wurden und nicht auf Basis des ganzen Falles gewählt wurden, unterdrückend wirken. Die Unterdrückung dieser alten Symptome würde sehr wahrscheinlich dazu führen, dass Ihr Tier unheilbar wird. Kontaktieren Sie stattdessen Ihren Homöopathen und erzählen Sie ihm Ihre Ängste, erklären Sie, was Sie sehen und er wird Sie daran erinnern, dass die Lebenskraft eine heilende Antwort gebracht hat. Mit gegebener Zeit werden diese alten Symptome wieder verschwinden, im selben Maße wird der Patient stärker. Wenn die alten Symptome sehr unangenehm sind, kann Ihr Homöopath mit Ihnen zusammenarbeiten, um die Auswirkungen zu reduzieren, während der Lebenskraft weiterhin erlaubt wird, ihre heilende Arbeit zu tun. Eine gute Kommunikation zwischen Ihnen und Ihrem Homöopathen kann einige übereilte Handlungen abwenden und Ihr (sehr verständliches) Gefühl von Verzweiflung und Furcht beruhigen. Verpassen Sie Ihre Follow-ups nicht.

Setzen sie sich für diese Folgetermine eine Erinnerung in Ihren Kalender und geben Sie Ihrer Homöopathin Rückmeldung, auch wenn alles gut läuft. Sie kann nicht jede Reaktion von jedem Patienten voraussagen, aber wenn auf dem Kurs der Behandlung alte Probleme erneut aufkommen, so möchten Sie, dass sie vorbereitet ist. Wenn sie in enger Verbindung stehen, bevor es zum Aufflackern der alten Geschichten kommt, wird sie mit einem Plan bereit stehen. Gute Homöopathen werden sogar in der Lage sein, Sie zu warnen. Bewaffnet mit ihren umfangreichen Fallnotizen und ihren nahen und persönlichen Kenntnissen von jedem ihrer Patienten können sie Sie auf die wahrscheinlichen Szenarien vorbereiten. „Oft kommen alte Probleme zurück, wenn die Heilung wirklich in Gang kommt, seien Sie also bitte nicht überrascht, wenn Maxie wieder weichen Kot hat. Lassen Sie es mich sofort wissen und wir sprechen darüber, was als nächstes zu tun ist." Erinnern sie sich daran, was Unterdrückung ist und auch, wie der Körper sich von chronischen Krankheiten zu befreien versucht (des Öfteren durch Ausfluss oder Ausschläge). Behalten Sie in Erinnerung, dass alte Probleme nicht wirklich geheilt wurden, sondern nur vorübergehend verschwunden sind und dass die kurative Behandlung diese alten Probleme zurückkehren lässt, um sie zu heilen.

Wenn sie Ihre Homöopathin nicht sofort erreichen, könnten Sie versucht sein, eine weitere Gabe des homöopathischen Mittels zu verabreichen, sobald Sie Symptome zurückkehren sehen. Vermeiden sie dies um jeden Preis! Es ist meist schwerer, homöopathische verwirrte Fälle zu behandeln, als Fälle, die in der Notaufnahme der lokalen Tierklinik gelandet sind. Wenn Sie mit der Situation konfrontiert sind, Ihr Tier entweder in die Notaufnahme bringen zu müssen oder ihm eine weitere Gabe der homöopathischen Arznei zu geben, fahren Sie lieber in die Notaufnahme. Verschreiben Sie niemals selbstständig und ohne die explizite Anweisung Ihres Veterinärhomöopathen, ansonsten wird seine Möglichkeit, Ihrem Tier zu helfen, schwer beeinträchtigt. Erinnern sie sich daran, dass wir direkt mit der Lebenskraft interagieren und dass viele unserer Tiere vorher schwer medikamentös unterdrückt wurden. Wenn sie aus der Unterdrückung auftauchen, kann es zu unvorhersehbaren Ausbrüchen kommen. Symptome können aufflammen, Ausflüsse können explodieren, alte Zustände, die Sie nie wiedersehen wollten, können wie im Rachefeldzug daherkommen. Der Lebenskraft muss es erlaubt sein, ihre Arbeit fortzusetzen, mit einem geschulten Gegenüber in Bereitschaft. Bewahren Sie Ruhe, wenden Sie gute

Pflege an, rufen Sie Ihren Homöopathen an und dann warten Sie darauf, dass der Sturm vorüber geht. Geben Sie dem Prozess Zeit.

Nicht alle Homöopathen sind in der Lage, 24 Stunden am Tag ans Telefon zu gehen. Die Arbeit ist sehr zeitaufwendig und braucht absolute Konzentration. Sie werden Ihnen mitteilen, wie in einem Notfall vorzugehen ist und was zu tun ist, wenn die gewöhnlichen Schwierigkeiten starten. Machen Sie sich Notizen und befolgen Sie die Ratschläge und es wird besser werden. Eine Gabe einer homöopathischen Arznei zu geben ist nicht so wie Aspirin zu nehmen — ernsthaftes sachkundiges Studium und eine sorgfältige Evaluation des Patienten sind nötig. Gute Kommunikation ist der Schlüssel!

Diagnostik

Ein weiterer Aspekt der Betreuung eines Falles ist der Gebrauch von Diagnostik, wie einem Blutbild, Röntgenaufnahmen oder Ultraschall. Sie bereichern die gewonnenen Informationen aus Follow-ups und Untersuchungen. Aber Ihr Homöopath wird durch ein unverändertes oder selbst verschlechtertes Blutbild nicht notwendigerweise zu einer Veränderung seiner Verschreibung bewegt, wenn diese mehr Leben in den Patienten gebracht hat, und zwar deswegen, weil Blutwerte oft den heilenden Veränderungen nachhinken. Ist sich Ihr Homöopath einmal seiner Verschreibung sicher, wird er ein Blutbild viel länger beiseite lassen als jeder allopathische Arzt. Er wird beispielsweise einen weiteren Monat abwarten, bevor er die Schilddrüsenwerte noch einmal überprüfen lässt. Behalten Sie in Erinnerung, dass die verschriebene Arznei auf den Patienten und seine Symptome abgestimmt ist. Also halten Sie kurz inne, bevor sie wiederholt Blut abnehmen lassen. Diagnostik kann den Erfolg einer Behandlung wunderbar dokumentieren, aber wenn sie zu früh erstellt wird, kann sie auch entmutigen und sowohl Klient als auch Arzt in die Irre führen. Besonders bei Katzenpatienten kann der Weg in die Tierarztklinik emotional dramatisch sein und den Fortschritt der letzten Wochen zunichte machen. Dies muss unbedingt bei nervösen, empfindsamen Patienten in Betracht gezogen werden. Wenn also eine weitere Untersuchung notwendig ist, fragen Sie nach einem Hausbesuch. So manche Tierarztpraxis bietet dies an.

Weitere Überlegung zur Diagnostik sind zum einen die Kosten und zum anderen das physische Trauma. Vor Jahren behandelte ich erfolgreich eine Bulldogge mit einem malignen Osteosarkom in ihrer Vorderpfote. (Diagnostiziert über eine Biopsie.) Ihr wurden noch sechs Wochen zu Leben gegeben. Der Tumor war ein knochiger Knoten, der unter der homöopathischen Behandlung in den nächsten vier Jahren geringfügig schrumpfte. Ich verschrieb in ihrem Fall keine weitere Biopsie, da dies mit Anästhesie und einer sehr schmerzhaften Prozedur einhergegangen wäre, nur um einen Beweis zu erbringen. Es ging ihr gut, sie war glücklich und ihr Lahmen war verschwunden. Was wollte man mehr? Eine Folgebiopsie wäre ungerechtfertigt gewesen, und auch nicht billig!

• • •

Ein Welpe mit Parasiten und chronischem Durchfall

Jake konnte sich selbst nicht von den Giardien (ein Parasit, der im Darm Durchfallerkrankungen hervorruft) befreien, trotz wiederholter Behandlungen mit Metronidazol (ein Antibiotikum, das bei Infektionen durch intestinale Einzeller angewandt wird). Schließlich, nach dreimonatiger Antibiose, wandte sich sein Halter der Homöopathie zu. Nicht nur verschwand Jakes Durchfall, sondern auch die Giardien.

Eine Katze mit einer entzündlichen Darmkrankheit

Gail, gerade erst fünf Jahre alt, war seit vier Monaten auf Prednison und erbrach sich, hatte keinen Appetit und verlor Gewicht. Ihre Halterin, die sich einer lebenslangen Medikation ihrer Katze gegenübersah, wollte einen anderen Weg. Homöopathie konnte Gail vom Prednison befreien, das Erbrechen stoppen und den Appetit verbessern. Sie erlangte ihr Gewicht zurück und isst jetzt voller Genuss, und auch ihre Hausgenossen behandelt sie nun besser als jemals zuvor.

Die Hündin, die sich selbst bis aufs rohe Fleisch verletzte

Audrey ist eine junge Hündin, die sich selbst mit Regelmäßigkeit blutig biss. Sie wurde normalerweise mit Prednison behandelt, doch als jemand Homöopathie vorschlug, entschied ihr Halter, den Versuch zu wagen. Eine einzelne Arzneigabe ließ Audreys Juckreiz verschwinden und klärte ihre Haut vollständig.

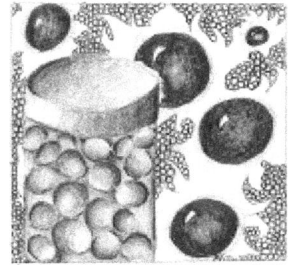

9 – Die Zweite Verschreibung

Die zweite Verschreibung gehört zu den Schritten, die unternommen werden, nachdem die erste Arznei agiert hat. Henriques sagt es treffend: „Nachdem der Patient die erste Verschreibung erhalten hat, warten wir für die zweite Verschreibung auf die Anzeichen der Reaktion der Lebenskraft selbst. Das ist der Moment, auf den wir gewartet haben, der Moment, an dem Patient und Arzt die heilsamen Kräfte der Homöopathie beobachten. Voll gespannter Neugier sitzen wir da und warten darauf zu sehen, wie nah unsere gewählte Arznei der Totalität des Symptomenbildes kam. Innerhalb von Minuten bei akuten Behandlungen, Stunden, Tagen oder Wochen bei chronischen, zeigt die Antwort des Patienten auf die erste Verschreibung den Beginn einer sanften, doch schnellen Wiederherstellung seiner Gesundheit oder weiteren Verfall. Wenn die Heilung begonnen hat, sehen wir die aufregende Möglichkeit einer individuellen Erfüllung des vollen geistigen, emotionalen und physischen Potentials."[1]

Oder, um es kurz und bündig zu formulieren, „Die große Herausforderung der zweiten Verschreibung liegt in der Bestätigung, dass die erste Verschreibung gewirkt hat und in dem Verständnis, wie und warum sie gewirkt hat oder auch nicht, um dann mit Vertrauen zu entscheiden, was als Nächstes zu tun ist."[2]

Hat die Arznei gewirkt?

Was ist also passiert? Ihre Homöopathin wird um einen Bericht bitten und diesen durch sorgsames Fragen erweitern. Sie wird ihre Symptomenliste durcharbeiten, so dass nichts übersehen wird. Selbst wenn Sie keine

Veränderungen zu berichten haben, wird sie wahrscheinlich jedes Symptom abfragen. Unter der sorgsamen Befragung werden Sie vielleicht feststellen, dass einige Dinge sich tatsächlich doch verändert haben, eventuell andere als das Primärsymptom, dass die meiste Besorgnis erregt. Dann wird sie wissen wollen, was sich genau verbessert hat und um wieviel, und was schlechter geworden ist und auf welche Weise.

Hat die Arznei also gewirkt? Wenn Sie und Ihre Homöopathin nach der Untersuchung jedes Symptoms immer noch nicht sicher sind, dann machen sie sich die Zeit zum Freund. Was passiert, wenn sie abwarten? Sie schärfen Ihre Beobachtungsfähigkeit noch ein bisschen mehr, sind nun darauf getrimmt, kleinste Veränderungen zu bemerken. Auch nehmen die subtilen Veränderungen Ihrer Katze oder Ihres Hundes mit der Zeit an Stärke zu und werden so offensichtlicher. Das nächste Follow-up wird diese Klarheit dann sehr gut widerspiegeln. Haben Sie keine Angst zu warten. In der Zwischenzeit können Sie nach Pflegehinweisen für Zuhause, Diätveränderungen oder Ähnlichem fragen, um die Lebenskraft zu unterstützen und dabei Ihr Tier nicht von seiner Heilarbeit abzulenken (Lesen Sie bitte mehr im Kapitel ‚Unterstützende Pflege'.)

Abwarten bringt oft Klarheit.

Wenn das Arzneimittel keine Wirkung gezeigt hat und sich die Einschätzung Ihres Homöopathen auch nach dem zweiten Follow-up nicht verändert hat, ist es an der Zeit, den Fall neu aufzurollen. Neue Symptome, die nicht in der Sphäre der Erstverschreibung liegen, können auf ein neues Mittel hinweisen. Auch wenn es keine neuen Symptome gibt und der Zustand des Patienten unverändert ist, muss eine Entscheidung getroffen werden. Bevor er die Arznei aufgibt, erhöht ihr Homöopath vielleicht erst einmal die Potenz. Erinnern sie sich daran, dass nicht nur die Arznei, sondern auch die Potenz auf die Krankheit ihres Tieres passen muss.

Ganz allgemein ist es eine gute Strategie, die Potenz schrittweise zu erhöhen, dabei mit Niedrigeren zu beginnen und bei den Hohen zu enden, um wieder von vorne mit der Niedrigen anzufangen, sofern gebraucht. Dr. Farrington, ein respektabler Homöopath, der im frühen 19. Jahrhundert praktizierte, schrieb: "In der Regel ist es ratsam, einen chronischen Fall mit einer 30. oder 200. [C-Potenz] zu beginnen. Zwei Vorteile werden durch diese Prozedur gewonnen – Erstverschlimmerungen, die manchmal bei gut gewählten Arzneien in einer hohen Potenz folgen, werden seltener auftreten; noch wichtiger, dies bietet die Möglichkeit, die Arznei in einer Serie von ansteigenden Potenzen zu verabreichen. Praktizierende, die sich selbst auf eine 30. beschränken, versagen sich dabei des Öfteren, die vollständige kurative Wirkung eine Arznei entfaltet zu sehen. Die Tatsache, dass eine 30. oder 200. in einem Patienten ausgewirkt hat, ist nicht notwendigerweise eine Indikation für die Wahl eines neuen Arzneimittels. Normalerweise wird weitere Verbesserung unter der Wirkung einer höheren Potenz derselben Arznei erzielt. Wenn auch dies die Heilung nicht vervollständigt und die Arznei immer noch indiziert ist, sollte eine noch höhere Potenz gegeben werden. Sollten dann die Symptome immer noch nach dieser Arznei rufen, aber die höchste Potenz hat bereits ihre Kraft erschöpft, sollte der Arzt zur 200. oder niedriger zurückkehren und den Aufstieg der Skala noch einmal von vorn beginnen. Durch diese Methode wird die vollständigste kurative Wirkung einer Arznei erreicht." [3] Henrique erklärt, "die Wiederholung der aufsteigenden Skala funktioniert, weil die Lebenskraft im zweiten Durchgang, weniger ausgebrannt durch die Symptome, nun offener und empfängliche für die tieferen Ebenen der potenzierten homöopathischen Medizin ist. Beim zweiten Durchgang steht alles aufgereiht, die Ecken sind abgerundet und der Pfad gut erleuchtet.

Die Wirkung der Arznei bestimmen

Wenn die Arznei gewirkt hat und sich Symptome verändert haben, ist die Aufgabe ihres Veterinärs nun, zu bestimmen, ob die Wirkung der Arznei palliativ, unterdrückend oder kurativ war. (Zur Erinnerung lesen Sie noch einmal das Kapitel über die Grundlagen.) Haben sich die Symptome verbessert, aber nur an den äußersten Ecken des Falles, so kann es sein, dass die Arznei dieser Potenz palliativ wirkt. In dieser Situation wird Ihr Homöopath wahrscheinlich eine höhere Potenz der gleichen Arznei verschreiben. Da oberflächliche Verbesserungen mit einer palliativen Arznei nur kurz anhaltend und noch oberflächlicher sind, wenn die Potenz erhöht wird, wird dieser Akt mehr Klarheit in die Situation bringen. Unter Palliation werden Ausflüsse weniger, Gestank mag abnehmen und die Haut weniger entzündet sein, aber es fehlt eine Verbesserung der Vitalität und des Allgemeinzustandes. Dann ist es an der Zeit, den Fall neu aufzunehmen und eine andere Verschreibung zu machen.

War die Arzneiwirkung unterdrückend? Werden Symptome nicht länger ausgedrückt und der Patient ist sogar kränker, wenn auch nur subtil? Ihr Homöopath wird entscheiden, den Fall neu aufzunehmen, seine Notizen durcharbeiten und Sie wiederholt befragen. Vielleicht ist ein Symptom stärker geworden, von mehr Gewicht, während andere belangloser geworden sind? Die Gespräche der Folgetermine verleihen dem Bisherigen oft so etwas wie eine abschließende Firniss, sie bringen durch die neugewonnene Perspektive über die Zeit und die wertvollen Informationen, die Sie nun mit größerem Verständnis beisteuern, alles in Abrundung. Ihre Augen haben sich vielleicht in einer Weise geöffnet, so dass sie nun Dinge sehen, die Ihnen vorher verborgen blieben und Ihnen erlaubt, Symptome als Botschafter wertzuschätzen, anstelle sie eher enervierend zu finden. Diese neue Klarheit ist von immensem Gewinn für ihren Homöopathen, wenn er einen frischen Blick auf den Fall wirft.

War die Arznei kurativ? Was jetzt? Wir geben sie wieder und wieder, richtig? Und zwar schnell, damit der Patient gesund wird? Nein! Erinnern sie sich daran, dass der Prozess von Heilung organisch, nicht mechanisch, ist. Sie können nicht einfach stärker drücken, um die Krankheit dazu zu zwingen, schneller zu verschwinden. Es ist ein Ausbalancieren, ein Einstimmen, ein Befreien der Lebenskraft von chronischer Störung, damit sie schließlich tief aufatmen kann und den unheilvollen Zustand korrigiert. Das braucht Zeit und Respekt für den natürlichen Zeitplan jedes Patienten. Die Arbeit Ihres Homöopathen ist es, zu bestimmen, wann der nächste Schubs gebraucht wird. Also wird in einem Follow-up während einer kurativen Wirkung der Hauptfokus darauf liegen, wann die Zeit für den nächsten Termin gekommen ist.

Solange Verbesserung anhält, ist keine weitere Arznei vonnöten.

Nimmt die Verbesserung ab, wird Ihr Homöopath Sie oft anweisen, noch ein wenig länger zu warten, und zwar deswegen, weil vitale innere Prozesse immer noch am Laufen sein könnten, von außen unsichtbar. Wir sind nicht in der Lage, Zugang zu den inneren Gedanken und Gefühlen unserer Patienten zu haben, deswegen werden wir als Veterinärhomöopathen eine besonders große Bewegungsfreiheit einräumen, um den Fortschritt der Heilung ohne Störung zu erlauben. Bleiben Sie in enger Verbindung, aber warten Sie ab, bis ein Rückschritt eintritt. Wenn dies passiert, ruft die Lebenskraft ganz klar nach einer Arznei.

Geht es dem Patienten allgemein gut, aber neue Symptome tauchen auf, wird Ihr Homöopath die Zeitachse des Tieres konsultieren. Sind es vergessene historische Symptome? Das wäre ein sehr gutes Zeichen, Heilung nimmt ihren Lauf und alte Themen werden bereinigt. In dieser Zeit ist es am schwersten, zu warten und nicht zu medikamentieren (sowohl für den Arzt als auch für den Klienten). Oft sind diese alten Symptome mit großem Unwohlsein verbunden und Sie sind (verständlicherweise) nicht sehr erfreut über ihr Wiedersehen. Nichtsdestotrotz ist die Situation nicht dieselbe wie in der Vergangenheit. Ihr Tier ist gesünder und mit Heilung beschäftigt, nicht mit Bekämpfen der Unterdrückung. Diese alten Symptome werden mit der nötigen Zeit sehr wahrscheinlich von selber verschwinden. Fragen sie ihren Homöopathen nach Pflegetherapien, die unterstützen und nähren, nicht unterdrücken. Ihr Tier ist jetzt stärker, also wird das Leiden weniger intensiv ausfallen als zu der Zeit, als das Symptom neu war. Bleiben Sie während dieser schwierigen Zeit mit Ihrem Homöopathen in Verbindung. Fragen Sie, wenn Sie Fragen haben. Geben Sie der Heilung Raum und Zeit.

Wenn komplett neue Symptome aufkommen, so ist die Arznei entweder nicht vollständig abgestimmt und doch trotzdem teilweise hilfreich, oder es braucht ein Wechsel. Auch ist es möglich, vor allem bei Tieren mit mehreren Haltern, das Symptome in einem anderen Haushalt auftauchten und niemals erwähnt wurden. Warten Sie, bis die Dinge sich beruhigt haben. Ihr Homöopath wird das Arzneimittel nicht verändern bis die Symptome sich dauerhaft gesetzt haben. Ein weiteres Zeichen für eine falsche Arznei sind neue Symptome nach der zweiten Gabe des Mittels, die sichtbarer und beeinträchtigender sind. Wenn dies aber nicht passiert, so ist ein kleineres neues Symptom, das von selbst wieder verschwindet, kein Grund zur Sorge und schon gar kein Anlass, die Verschreibung zu wechseln. Die Behandlung hat einige Arzneisymptome hervorgebracht, aber diese gehen nicht tief, sind eher unbedeutend und kurzlebig. Die Arznei ist immer noch passend.

Timing: Wichtig, den richtigen Zeitpunkt zu erwischen.

Timing, die Wahl des richtigen Zeitpunktes, ist ein unterschätztes Thema. Vor allem, weil wir alle mit allopathischen Methoden aufgewachsen sind, wo Medikamente nur wegen ihrer Wirkung auf die schwerwiegendsten Symptome geachtet werden. Im Gegensatz dazu streben wir mit homöopathischen Arzneien an, die Lebenskraft selbst zu involvieren. Dies braucht Zeit. Palliation und Unterdrückung sind Wirkungen, die von Medikamenten auf die Lebenskraft ausgeübt werden. Heilung, auf der anderen Seite, ist eine Wirkung, die durch eine Arznei *initiiert* wird, aber von der Lebenskraft *ausgeführt und beibehalten* wird. Die Arznei ist dann nicht länger am Zuge. Auch wir, die wir die Arznei verabreichen, haben nicht länger die Leitung. Während Sie also darauf warten, wann die Wirkung der Arznei aufgehört hat, wie entscheidet Ihr Homöopath, wann eine weitere Gabe gebraucht wird? Wann wäre es zu früh? Wann sollte gewartet werden? Hier sind einige Richtlinien, zur Orientierung:

• • •

Wann wird eine weitere Gabe der Arznei gebraucht?

Die Symptome haben sich für eine Weile beruhigt, beginnen dann aber wieder intensiver zu werden.
Die Symptome sind unveränderlich und seit einigen Wochen bis zu einem Monat stabil.
Neue Symptome tauchen auf, bleiben bestehen und passen zur Arznei.
Der Patient scheint wieder kränker zu sein und erholt sich nicht.

Wann ist eine weitere Gabe NICHT notwendigerweise angeraten?

Wenn Ihr Arzneifläschchen oder das Päckchen leer ist.
Wenn die Symptome des Patienten aufflackern, er aber sonst gut beisammen ist.
Wenn Symptome wieder auftauchen, aber mit weniger Intensität als vor der Behandlung.
Wenn es so aussieht, als würde sich nichts verändern.
Wenn neue Symptome auftauchen, die den Patienten aber nicht sonderlich beeinträchtigen.

Wenn es dem Patienten nicht schnell genug besser geht.
Wenn Sie einfach nur Dinge beschleunigen wollen.
Wenn Sie in den Urlaub fahren wollen und alles während der Abwesenheit
in Ordnung bleiben soll.
Wenn Ihnen nichts einfällt, was Sie sonst tun könnten.

• • •

Wenn Sie und Ihr Homöopath bestimmt haben, dass die Arznei nicht länger
wirkt, selbst in höherer Potenz, oder das neue und dauerhafte Symptome
erschienen sind, dann ist es Zeit für eine Entscheidung. Der Patient braucht
mehr Hilfe, aber ist dieselbe Arznei noch angezeigt, nur in höherer Potenz?
Oder ist es an der Zeit, das Arzneimittel zu wechseln?

Wann ist ein Wechsel der Arznei angezeigt?

	Wiederholung der bestehenden Arznei	Notwendigkeit einer neuen Verschreibung
Patient ist allgemein gesünder	X	
Übermäßige Länge vor Verbesserung	X	
Gleiche oder mildere Intensität der Symptome	X	
(Immer noch) keine Verbesserung der Symptome		X
Sehr kurze Verbesserung der Symptome		X
Keine allgemeine Verbesserung		X
Schlechteres Allgemeingefühl		X
Die Intensität der Symptome wird stärker		X

Neue Symptome passen nicht auf die Verschreibung		X

. . .

Neue Symptome

Geraten Sie nicht in Panik, falls neue Symptome auftauchen. Zuerst einmal wird Ihre Homöopathin überprüfen, ob in der Rubrik, die den neuen Symptomen am nächsten kommt, das Arzneimittel des Patienten aufgeführt ist. Wenn dem so ist, gibt es kein Grund das Mittel zu wechseln, denn das Symptom korrespondiert immer noch mit der bestehenden Verschreibung. Zur weiteren Bestätigung wird Ihre Homöopathin die Materia Medica der Arznei überprüfen, um zu sehen, ob das neue Symptom unter den Prüfungssymptomen beschrieben ist. Oft erhält man so weitere Gewissheit über die Arznei. Schließlich wird sie den Rest des Falles untersuchen, um zu bestimmen, ob die Arzneimittelwirkung zu diesem Zeitpunkt kurativ erscheint. Wenn das der Fall ist, wird sie Sie dringend bitten, abzuwarten, ob das Symptom verschwindet und das jetzige Mittel nicht wechseln. Unsere Patienten kommen mit komplexen Reaktionen, die nicht immer exakt der Formel für Heilung folgen. Manchmal sind die Konturen der Arznei etwas anders als die der Krankheit des Patienten und die zusätzlichen Bereiche, die nicht der Krankheitskontur entsprechen, bringen neue Symptome hervor. Das meint nicht, die Arznei wäre unpassend. Ihre Homöopathin wird die Fallnotizen genau überprüfen, bevor sie eine Entscheidung trifft. Wie Kent beschreibt, „Eine Arznei, die den Fall teilweise geheilt hat, kann ihn auch oft vollenden, und diese Medizin sollte nicht geändert werden, bis es einen guten Grund zur Veränderung gibt." [5]

Sollte Ihre Homöopathin allerdings zu dem Schluss kommen, dass die neuen Symptome nicht zur bestehenden Arznei passen, sie von Dauer sind und beginnen den Patienten zu beeinträchtigen, geraten sie nicht in Verzweiflung. Eine nochmalige Aufnahme des Falles ist kein Fehler und diesmal wird es noch leichter, denn Sie haben mehr Erfahrung mit dem Prozess und Ihr Homöopath umfangreichere Notizen.

. . .

Hier ist ein Fall von Aggression, der gut illustriert, wann eine Veränderung der Arznei benötigt wird. Hedrick ist ein kastrierter Kurzhaarkater:

Hedricks Zeitachse:

2004	Geburtsjahr; frühe Impfung; keine Sozialisierung; „immer zwischen den Füßen und immer in etwas verwickelt"; wurde im ersten Lebensjahr kastriert
2006	Umzug durch das Land
01.08	biss den Tierarzt während einer Untersuchung
15.07.08	Ehemann beginnt wieder zu arbeiten ; Hedrick beginnt, andere Katzen zu attackieren
02.09.08	Durchfall nach neuem Futter
27.09.08	schreit, ist reizbar, attackiert Gäste
02.10.08	uriniert übergroße Mengen; wurde mit Homöopathie behandelt, beginnt abdominale Gase zu entwickeln
22.12.08	ungenießbar, böse

. . .

Hedricks Symptomenliste:

Kurze Zündschnur, rastet innerhalb von Sekunden aus
    schlechter bei Aufmerksamkeit
    schlechter bei Widerspruch

> schlechter am späten Nachmittag
> besser bei Routine

Läuft herum und schreit, wenn die Halterin weggeht

Verlangt nach Sonnenlicht

Durchfall wie braunes Wasser, schlechter durch eine Veränderung der Diät

> Blähungen, schlechter nach dem Füttern, „wie Abfall, der zu lange liegt"
> rülpst nach dem Füttern

Besteigt ausgestopfte Tiere oder Decken (Sexuelles Posieren)

Anhaltendes Urinieren

> Krämpfe, schlechter nach urinieren
> Saurer Urin mit rötlicher Färbung

· · ·

Fortschritt von Hedricks Fall
(Lesen Sie das Kapitel ‚Fallanalyse' für einen Rückblick auf die Repertorisation):

23.01.09 sepia 200C	Follow-up in 3 Wochen
20.02.09	Subtile Verbesserung 2 Wochen nach der Verschreibung; aber in den letzten 2 Wochen eigentlich schlechter; richtig bösartig, als die Klientin Sachen verpackt
02.03.09	attackiert andere Katzen, wenn diese ihn davon abhalten, zu tun was er möchte; fauchte einen Gast an; keine Durchfälle oder Gase

· · ·

Hat die Arznei Wirkung gezeigt? Zuerst hatte Hedrick eine Verbesserung, dann ging es ihm ganz klar schlechter. Die Veränderungen sind auf der geistigen und emotionalen Ebene aufgetreten. Die Ursache dafür kann die Arznei sein. Allerdings ist es möglich, dass dies ein normales Muster ist, schlicht ausgelöst durch die Aktivitäten, die mit dem Zusammenpacken des Haushaltes für den Umzug zu tun haben. Ich entscheide länger zu warten.

• • •

16.03.09	(7 ½ Wochen nach Sepia) Aggression eskaliert; "hab ihn noch nie schlimmer gesehen; er hat aber auch eine Laune"; ist auf Konfrontation ausgerichtet; hat dreimal gebissen, als die Halterin versucht hat, den Tresen zu putzen; knurrt und beschwert sich, wenn er ignoriert wird; beinahe täglich aggressiv

• • •

Es ist ganz klar, Hedrick geht es schlechter. Die Arznei hat aufgehört zu helfen und er braucht eine weitere Gabe. Um eine leicht höhere Potenz zu geben, lasse ich die Klientin einige Globuli einer C200 in Wasser auflösen und dies energisch für 30 Sekunden schütteln, bevor sie davon ¼ Teelöffel verabreicht. Dies nennt sich ‚Plussing‘ – Erhöhen. Da die Verbesserung vom 20.2.09 nur sehr subtil statt effektvoll war und auch weil Hedrick ein junger, vitaler Kater ist, kann es sein, dass die Arzneipotenz zu niedrig ist. Es ist definitiv einen weiteren Versuch Wert, aber erhöht.

• • •

16.03.09	Sepia 200C, erhöht (plussed)
30.03.09	Läuft herum und schnurrt am ersten Tag nach der Verschreibung; „besteigen (sexuelles posieren)"; spielt mit den anderen Katzen „auf eine Weise, wie ich es lange nicht gesehen habe"; eine rollt sich neben ihm zusammen (das ist brandneu, niemals zuvor passiert); aber dann biss er die Klientin und durchbrach dabei die Haut (das ist neu); die Aggression kommt jetzt ein bis zweimal täglich auf

• • •

Die Wiederholung der Arznei brachte Klarheit. Da ist eine dramatische Veränderung, die anzeigt, dass das Arzneimittel wirkt. Die Auf- und Abschwünge sind ganz klar von der Behandlung, nicht Hedricks normale Stimmungsschwankungen. Was bewirkt die Arznei also? Mit zwei Gaben von Sepia und zehn Wochen Behandlung, wie hat sich Hedricks Krankheit verändert? Er ist sogar noch aggressiver zu Gästen und anderen Katzen, und deutlich schlimmer gegenüber der Klientin. Die Aggression tritt nun ein bis zweimal am Tag auf, statt nur gelegentlich. Die Attacken sind schwerer, manchmal beißt er sogar durch die Haut, was neu ist. Auch ihn zu ignorieren verhindert die Attacken nicht. Seine sexuellen Aktivitäten wurden in der Erstaufnahme nicht einmal erwähnt, aber nun sind sie häufig. Die Blähungen und der Durchfall, alte Symptome, sind nicht zurückgekehrt .

Hedrick geht es deutlich schlechter, mit stärkeren, schwereren und einfacher zu provozierenden Attacken. Die Arznei hat eine kurze Verbesserung erzeugt, gefolgt von einer Verschlechterung auf der geistigen und emotionalen Ebene. Seine physischen Vorfälle, in Form von Durchfall und Gas, verhalten sich still. Dies ist ein klassisches Bild von Palliation. Es ist Zeit, den Fall neu zu erarbeiten, mein Verständnis seiner Modalitäten zu nutzen (Verschlimmerung, selbst wenn ignoriert) und andere Symptome der Sammlung hinzuzufügen (sexuelle Aktivität). Nachdem ich den Fall noch einmal durchgearbeitet habe, wie in den vorherigen Kapiteln beschrieben, gelange ich zu Phosphorus.

• • •

06.04.09 Phos 200C	
04.19	Leichter zu beruhigen; Schläft wieder im Bett der Klienten (dies ist ein neues Ereignis seit dem Umzug 2006); manche Tage ohne jegliche Aggression; „die Intensität ist weniger"

. . .

Die Antworten sind gut, weniger dramatisch als nach Sepia. Das ist ein weiterer Hinweis darauf, dass Sepia palliativ war und die Antwort auf Phosphorus wahrscheinlich kurativ. Palliative Reaktion können sehr effektvoll sein, aber nur kurzfristig. Wirklich heilende Antworten sind subtiler und entwickeln sich. Hedrick ist immer noch aggressiv, doch weniger stark und weniger oft. Er hat sich entspannt und ist zu seinen früheren, niedlichen Gewohnheiten, wie das nächtliche Schlafen im Bett des Klienten, zurückgekehrt, eine Gewohnheit, die unter der Belastung des Umzugs verloren gegangen war. Wir sehen hier eine emotionale Verbesserung in zwei verschiedenen Bereichen. Die Antwort ist es definitiv wert, weiter abzuwarten und zu sehen, wie weit sie gehen und wie viel mehr sich in den nächsten Monaten verändern wird. Während dieser Zeit bekam Hedrick keine weitere Arzneimittelgabe:

. . .

22.04.09	Reiben und Schnurren (Ein vollständig neues Verhalten)
25.04.09	„der böse Zwilling ist zurück"
27.04.09	viele Gäste im Haus, gestresst, „aber die Aggression ist weniger intensiv mit der Arznei"
14.05.09	keine Reaktion auf Gäste, Klientin ist „begeistert"
01.06.09	„gute und nicht so gute Tage"; rieb sich am Bein eines Gastes; fauchte, spuckte und schlug seine Krallen in den Katzensitter

. . .

Sehen Sie, wie dieses neue Verhalten, das Reiben und Schnurren, in Situationen auftaucht? Hedrick entspannt sich. Dies ist ein sehr gutes Zeichen dafür, dass die Arznei tiefgreifend wirkt. Auch schwingt seine Antwort auf und nieder. Diese Achterbahnfahrt ist in den ersten Wochen einer kurativen Arznei gewöhnlich. Schließlich schien sich sein Zustand wieder zu verschlechtern, sogar zu verschlimmern, zu diesem Zeitpunkt bekam er eine erhöhte Dosis der gleichen Arznei, die über so viele Wochen gut gewirkt hatte.

. . .

26.06.09 phos 200C, erhöht	(Zwei Monate und drei Wochen seit der letzten Gabe)
08.09	kann gebürstet werden (ist in den letzten Jahren nicht passiert); dann "Kein Mr. Nice Guy mehr!"; die sexuellen Aktivitäten sind zurückgekehrt; emotional schlimmer für mehr als drei aufeinanderfolgende Tage

. . .

An diesem Punkt durchsuche ich das Repertorium nach einer Rubrik, die seinem sexuellen Verhalten nahe kommt. Für einen kastrierten Kater ist sexuelle Aktivität nicht normal, also sehe ich sie bei Hedrick als ‚erhöht' an. Die Rubrik ‚Genitalien; Sexualität; erhöhtes Verlangen' passt gut. Phosphorus, Hedricks Arznei, ist in dieser Rubrik präsent. In der Materia Medica von Phosphorus ist zu lesen: „Satyriasis; wollüstig... sexueller Wahnsinn; äußerst starkes, unwiderstehliches Verlangen nach Geschlechtsverkehr...." [6] Das passt auf das sexuelle Verlangen bei einem kastrierten Männchen. Mit der Bestätigung, dass Phosphorus immer noch auf den Fall passt, in Verbindung mit der klaren Verschlechterung, ist es Zeit, die Arznei in höherer Potenz zu wiederholen.

. . .

20.08.09 phos 1M	(7 Wochen nach der letzten Gabe)
09.20	gelegentliche sexuelle Aktivitäten (verbessert); keine Blähungen oder Durchfall; schläft 50% der Zeit im Bett;

214

	weniger oft gereizt (Küchentresen-Konfrontationen nur noch zu 25% der Zeit, anstatt jedes Mal); schreit, wenn allein zu Hause gelassen; toleriert Bürsten; knurrt meist nur bei Gästen; allgemein emotional besser

· · ·

Seine Verbesserung hat angehalten, in der Form, dass er es nun toleriert, gebürstet zu werden und seine sexuellen Aktivitäten abgenommen haben. Die Aggression gegenüber der Klientin ist ebenfalls weniger. Wert, abzuwarten!

· · ·

05.11.09 phos 1M erhöht	(2 ½ Monate seit der letzten Gabe), beim wiederholten Zurückschlittern gegeben
27.11.09	"Diese Gabe hatte wenig Wirkung"; sexuelle Aktivität; nagelt die anderen Katzen fest; die meiste Zeit bei Gästen reizbar und aggressiv; bösartig auf dem Tresen

· · ·

Das geringfügige Erhöhen der Potenz durch das ‚Plussing‘ war nicht genug. Nicht viel hat sich verändert und nun ist seine Aggression wieder schlimmer. Zeit für eine höhere Potenz!

· · ·

13.12.09 phos 10M	
23.12.09	"Eine leichte Veränderung"; liegt auf der Klientin (für ihn ungewöhnlich); „kann gar nicht genug Streicheleinheiten

	bekommen"; kommt wieder ins Bett; beschwert sich immer noch; Appetit OK

• • •

Dies ist ein guter Moment, um einen Schritt zurück zu machen und zu betrachten, was Phosphorus in Hedricks Fall erreicht hat. Nach acht Monaten und fünf Gaben ist er immer noch sexuell aktiv und sein Appetit ist allgemein gut. (Bemerken Sie, dass sein Appetit im Erstgespräch nicht genannt wurde, aber jetzt einen Grund zur Besorgnis liefert? Ich werde also dieses Symptom meiner Liste hinzufügen als zukünftige Referenz). Hedrick möchte jetzt Aufmerksamkeit, zeigt aber immer noch größte Aggression gegenüber Gästen. Er läuft immer noch zwischen den Füßen herum (das kann einfach Teil seiner Persönlichkeit und muss kein Ausdruck der Krankheit sein, da es sich in keiner Weise im Zuge mit den anderen Arzneireaktion verändert hat), und seine aufflammenden Zustände sind nun täglich. Wir kommen an eine weitere Weggabelung, da die Arznei aufhört zu helfen, selbst in einer höheren Potenz. Manche Dinge sind besser, er ist nun anschmiegsamer und seine Aggression richtet sich mehr auf Personen außerhalb der Familie, aber alles in allem geht es ihm nicht durchwegs gut. In bestimmten Situationen ist er immer noch ein aggressiver, unglücklicher Kater.

Ein weiteres Zeichen für eine nicht-kurative Wirkung ist, dass sein Durchfall und seine Blähungen nicht zurückkehrten. Ich studierte sein Fall erneut und repertorisiere wieder, um zu sehen, ob es ein besseres Mittel gäbe. Sulfur war ein guter Treffer.

• • •

05.02.10 Sulfur 30C	
30.03.10	"keine Wirkung"; schläft jetzt unter den Decken
16.04.10	Episoden von Erbrechen über 3 Tage

10.05.10	allgemeine Beruhigung, ein Gefühl von Wohlsein , frisst gut, keine Küchentresen-Konfrontationen

• • •

Im Ganzen stehen die Dinge viel besser, auch wenn es eine sehr langsame Reaktion auf die C30 war. Jetzt, drei Monate nach der Gabe, kommt es nur noch zu gelegentlichen Ausbrüchen. Es gibt wenig Aggression gegenüber Gästen, Hedrick isst gut und greift auch die Klienten nicht mehr an, wenn sie den Küchentresen putzt!

Als Hedrick im August 2010 wieder aufbrauste, bekam er Sulfur C200. Das war sechs Monate nach der Gabe C30. Drei Tage nach dem Mittel war er „extrem agitiert", danach hat sich seine Laune „ein wenig verbessert", er hatte gemäßigtere Reaktionen bei Gästen und war nicht länger bösartig gegenüber der Klientin. Über die letzten 13 Monate hinweg wurde er weniger anhänglich und war nicht mehr „ganz solch eine Pest". Eine ganze Woche lang attackierte er den Katzensitter nicht. Seine Tresenkämpfe kamen zum Erliegen und die Aggression ging ganz allgemein zu Ende. Was für ein glückliches Resultat! Es hat Zeit gebraucht und ein gelegentliches Neubearbeiten, aber alles in allem ist er jetzt in viel besserem Zustand und mehr in der Lage, das Leben ohne emotionale Tumulte zu genießen. Ohne die Rückkehr der alten Symptome kann ich nicht wirklich sicher sein, ob er wirklich geheilt ist, aber sein Leben hat sich drastisch verbessert und die ganze Familie ist viel zufriedener.

• • •

Kapitel 9 - Quellverweise

1. Henriques N. Crossroads to Cure: *The Homoeopath's Guide to Second Prescription.* St. Helena, CA: Totality Press; 1998: 23-24.
2. *Ebd.,* p. 25-26.
3. Farrington H. *Homoeopathy and Homoeopathic Prescribing.* New Delhi, India: B. Jain Publishers; 2001: 236.

4. *Ebd.* 1, p. 67.
5. Kent J. *Lectures on Homeopathic Philosophy.* Berkeley, CA: North Atlantic Books; 1979: 235.
6. Hering C. *The Guiding Symptoms of Our Materia Medica.* Vol. 8. Paharganj, New Delhi, India: B. Jain Publishers;1995: 353.

Wendy Thacher Jensen, D.V.M.

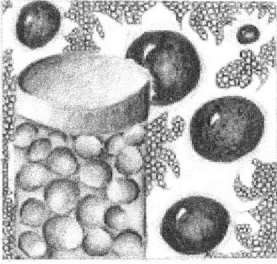

10 – Unterstützende Pflege oder Wie man die heilende Antwort der Arznei am Laufen hält

Die harte Arbeit ist getan. Wir beobachten und warten ab, wie sich die Heilung entfaltet. In dieser Zeit informiere ich meine Klienten meistens über andere Möglichkeiten zur Stärkung und Unterstützung ihres Gefährten. Es gilt in dieser Zeit negative Einflüsse zu vermeiden, die die Heilungsaufgabe unterbrechen könnten. Eine allgegenwärtige Praxis, die eingedämmt oder sogar ausgeschlossen werden sollte, um den Patienten zu schützen, ist Impfung. Während ich mich aus rechtlichen Gründen nicht gegen die Tollwutimpfung aussprechen darf, da diese vom Gesetz in vielen Ländern vorgeschrieben ist, so können doch die anderen Impfungen außerordentlich limitiert werden, ohne die Sicherheit Ihres Tieres zu gefährden.

Warum Impfungen einschränken? Da sie die Antwort des Patienten auf die homöopathische Behandlung (oder auf jede Behandlung) stören. Die Lebenskraft agiert als Einheit und wenn das Immunsystem dazu aufgerufen wird, gegen die indizierten Fremdmaterialien vorzugehen, kann es nicht gleichzeitig auf die Arznei antworten. Darüber hinaus wird eine fortwährende Immunstimulation mit der Entwicklung von autoimmunen Krankheiten in Verbindung gebracht. Vakzinose (Impfschaden) ist eine allgemein verbreitete, chronische Krankheit bei Tieren, ausgelöst durch Vakzine (Impfstoffe). Sie wird von Generation zu Generation weitergegeben und ist Bestandteil vieler Krankheitszustände wie Hautallergien, Epilepsie, Schilddrüsenerkrankungen, chronischer Hepatitis, Nierenfunktionsstörungen, Blasenentzündung, Asthma, autoimmuner hämolytischer Anämie und selbst geistiger Verwirrung. Ein exzellenter

Artikel zu diesem Thema kann auf der Homepage von Dr. Charles Loops gefunden werden, auf http://www.charlesloopsdvm.com/articles/vaccinosis.

Sind Impfungen sicher?

Impfungen sind dazu gedacht, das Immunsystem auf den Zusammenstoß mit einem infektiösen Agens vorzubereiten. Eine geschwächte Form des Virus oder Bakteriums (oder seinen Toxinen) wird durch die Haut injiziert, zusammen mit Chemikalien, die das Immunsystem stimulieren. Theoretisch antwortet das Immunsystem dann in Zukunft schneller und effizienter auf das gleiche infektiöse Agens. Diese künstliche Immunität imitiert die natürliche Immunität, die durch eine Infektion erworben wird, ohne die Konsequenz einer tatsächlichen Krankheit. Allerdings hält künstliche Immunität nicht lange an und dieser Schutz ist nicht ohne Risiken.

Die meisten infektiösen Stoffe treten durch die Schleimhäute in Mund, Nase oder Augen ein, wo die Zellen des Immunsystems in Stellungen sind, bereit zur Aktion. Auf diese Weise konfrontiert, wird das Immunsystem eine perfekt koordinierte Reaktion zeigen, die Infektion wird kontrolliert und gemäßigt und der Patient erwirbt (in den meisten Fällen) eine lebenslange Immunität. So hat die Natur es vorgesehen. Aber wenn die infektiösen Stoffe unter die Haut oder ins Muskelgewebe injiziert werden, ist die Reaktion des Körpers gedämpft, da die in typischer Frontlinie stehenden Immunzellen nicht im selben Maße präsent sind. Stellen Sie sich ein Bataillon auf dem Schlachtfeld vor, das per Luftweg hinter die feindlichen Linien katapultiert wird. Die Wachposten, die eigentlich die Information weitergeben sollten und auf den eindringenden Virus reagieren würden, werden umgangen.

Wenn darüber hinaus die Gefahr von einer modifizierten Form des infektiösen Stoffes ausgeht, der mit Chemikalien zur künstlichen Stimulation des Immunsystems kombiniert wurde, sind die Reaktionen des Körpers noch entstellter. Impfung ist kein natürlicher Prozess, sondern die künstlich induzierte Manipulation einer natürlichen Schutzmaßnahme gegen Infektion. Das ist ein Rezept für eine autoimmune Dysfunktion.

Die immunstimulierenden Chemikalien bestehen oft aus toxischem Material, das wir in anderen Bereichen unseres Lebens normalerweise vermeiden würden, beispielsweise Thimerosal (ein Quecksilberderivat), Antimykotika wie Benzethoniumchlorid, Antibiotika und Gewebsstabilisatoren wie Formaldehyd. [1] Darüber hinaus wurden neben den toxischen Chemikalien Verunreinigungen in den Zellkulturen entdeckt, aus denen die Vakzine gewonnen werden, da diese oft auf Zellen anderer Spezies gezogen werden. Beispielsweise wurde SV40 (ein Virus, der Krebs in Tieren verursacht) im menschlichen Polio-Impfstoff entdeckt. [2]

Kann ich mein Tier schützen? — Anleitung zum Reduzieren der Nebenwirkungen von Impfungen

Nichts kann Ihr Tier vollständig schützen. Es gibt keine Garantien zu Gesunderhaltung. Mal abgesehen vom kompletten Vermeiden von Impfungen (wozu sich viele meiner Klienten entschieden haben) gibt es aber Schritte, mit denen Sie die Risiken der chemischen Verunreinigungen und der künstlichen Stimulation des Immunsystems minimieren können. Wenn möglich vermeiden sie Impfungen während der ersten Stadien in der Zusammenarbeit mit Ihrem Homöopathen vollständig. Wenn Sie sich dann für eine Impfung entscheiden, bereiten Sie Ihren Homöopathen darauf vor. Fragen Sie Ihren Tierarzt nach nur einer Impfung zu einer Zeit, so dass sich das Tier zwischen den Injektionen erholen kann. Geben sie die Impfungen in möglichst kurzen Intervallen, statt jährlich. Fragen sie nach einem Titer-Test (ein Bluttest), statt nach einer weiteren Impfung. Dieser misst die Anzahl von Antikörpern, die im Blut des Patienten präsent ist. Während er zwar eine Immunität nicht zu 100% bestätigt, so ist ein hoher Titer doch eine gute Indikation dafür, dass die früher verabreichte Impfung alles erreicht hat, was sie konnte und keine weitere Injektion mehr notwendig ist.

Lassen Sie nur junge Tiere impfen, wie es auch die Praxis der Humanmedizin ist. Zwei Dosen eines Staupe- und Parvoimpfstoffes werden Ihren Welpen oder Ihr Kitten lebenslänglich schützen, gemäß Dr. Ronald Schultz, einem Pionier auf dem Feld der veterinären Impfung. Manche Experten empfehlen Totviren-Impfstoff gegenüber dem modifizierten

Lebendimpfstoff, aber das ist kontrovers, da bei der Totimpfung ein höheres Maß an chemischen Immunstimulantien zugeführt werden müssen.

Sie könnten entscheiden, einige Impfungen zu geben, andere nicht. Viele Tierarztpraxen beginnen, nur noch die „Kernimpfungen" zu empfehlen und verabreichen die anderen nur „Risikopatienten". Sie sollten mit Ihrem lokalen Tierarzt sprechen und eigene Nachforschungen betreiben, aber ich empfehle das Vermeiden der folgenden Impfungen vollständig. Sie sind entweder ineffektiv, sehr mit dem Risiko von Nebenwirkungen verbunden, oder die Krankheit selbst ist mild und kann mit Homöopathie gut behandelt werden.

• • •

Kanine Impfungen - zu vermeiden:

> Zwingerhusten (Bordetella)
> Parainfluenza
> Corona
> Lyme
> Kanine Hepatitis
> Leptospirose

Feline Impfungen - zu vermeiden:

> FIP
> FeLV
> Chlamydien
> Ringelflechte

• • •

Wenn Sie die Reduzierung von Impfungen in Betracht ziehen und nur die effektivsten und langwirkensten Impfungen zum Schutz vor schweren Krankheiten geben wollen, dann wären dies Staupe und Parvo bei Hunden,

Panleukämie bei Katzen (Katzenstaupe). Tollwut wird vom Gesetz vorgeschrieben. Bei Pferdeimpfungen führen Sie erst Nachforschungen durch, welche Krankheiten in Ihrem Teil des Landes ein Problem darstellen, bevor Sie impfen. Finden Sie heraus, ob die Impfungen gestreut gegeben werden können, anstatt jährlich oder alle 6 Monate. Finden Sie auch heraus, welche Impfungen mit höheren Nebenwirkungen einhergehen. Und forschen Sie über die Krankheiten selbst nach: Sind sie schwer? Kann Ihr Homöopath sie mit Arzneien behandeln?

Fragen Sie! Forschen Sie nach! Hinterfragen Sie die Gründe, die traditionell für eine jährliche Impfung, während der gesamten Lebenszeit, genannt werden. Verstehen Sie, wie das Immunsystem künstlich stimuliert wird, um eine Antwort in der Abwesenheit einer wirklichen Bedrohung zu produzieren. Berücksichtigen Sie, dass diese Stimulation in Ihrem Tier eine Prädisposition für autoimmune Prozesse erzeugen kann. Lesen Sie die verfügbare Literatur über Impfungen und die damit verbundenen Risiken (einige Vorschläge sind im Referenzteil dieses Buches eingefügt). Seien Sie der gut vorbereitete Anwalt für Ihr Tier.

Diät

Ein zweiter Weg, um Ihr Tier zu schützen und den Nutzen der homöopathischen Behandlung zu maximieren, ist gute Ernährung oder Diät. Von Herzen lege ich Ihnen nahe, eine selbst hergestellte Rohkostdiät zu wählen, wenn irgend möglich. Nicht jeder kann dies leisten, aufgrund von Schwierigkeiten bei der Beschaffung und der Herstellung zuhause, oder wegen häufiger Reisen und dem Ermangeln einer Küche, aber jeder Schritt in Richtung dieses Ideals ist hilfreich. Wenn die eigene Zubereitung keine Option ist, so gibt es Rohkost für Katzen und Hunde auch in gefrorener Form zu kaufen, ebenso Mixturen, die der Dosennahrung beigesetzt werden können, um die Menge an Nährstoffen zu erhöhen. Mit Rohkost gefütterte Tiere haben mehr Energie, ein strahlendes Funkeln in den Augen und ein volles flauschiges Fell. Sie sind resistenter gegenüber Verdauungsschwierigkeiten, weniger anfällig für Allergien und zuletzt, Ihr Kot zersetzt sich schneller. (Kommerziell gefütterte Hunde haben

Konservierungsstoffe in ihrem Kot, was dazu führt, dass dieser länger intakt bleibt und am Boden verbleibt.)

Was ist eine selbsthergestellte Rohkostdiät?

Diese setzt sich aus frischem, biologischem Fleisch und einer Quelle für Calcium zusammen, sowie Vitaminen und Mineralien. Es gibt verschiedene Bücher auf dem Markt (siehe im Referenzteil des Buches), die Ihnen Anleitung für diesen kostengünstigen Weg der Fütterung Ihres Hundes oder Ihrer Katzen geben. Wenn Sie einmal beginnen, mehr über die Bestandteile von konventionellem Futter herauszufinden, werden Sie Einiges entdecken, was Sie vermeiden wollen - ein selbst zubereitetes Futter zuhause gibt Ihnen die Möglichkeit dazu. Konventionelles Futter wird oft aus Nebenprodukten industrieller Schlachthäuser hergestellt, einschließlich Hühnerfüßen und -köpfen, die nicht besonders viele Nährstoffe enthalten. Auch verdorbenes Fleisch, das zerquetscht ist oder Abszesse, Tumore und anderes Krankhaftes beinhaltet, kann zugesetzt sein. Bei nicht-biologischen Quellen sind oft Hormone, Rückstände von Antibiotika und Pestizide zu finden, ebenso wie die weitverbreiteten chemischen Konservierungsstoffe, die für lange Lagerung notwendig sind. Künstliche Farbstoffe und Geschmacksverstärker erweitern die Liste.

Neben den Inhaltsstoffen ist auch die Herstellung von Katzen- oder Hundefutter problematisch. Um eine lange Haltbarkeit zu gewährleisten werden die Bestandteile bei hoher Temperatur (300-350 Grad) unter Druck verarbeitet. Dies zerstört Bestandteile der Aminosäuren, Nährstoffe und Enzyme, eliminiert jegliche vitale Energie und kombiniert die Inhaltsstoffe zu toxischen, unverdaulichen Chemikalien. Wir würden unsere Kinder und uns selber niemals nur aus Dosen ernähren. Warum sollten wir unsere Tiere auf diese Weise füttern?

Eine letzte Empfehlung für Sie, bevor Sie beginnen, selbst zu navigieren. Trockenfutter und Katzen passen nicht zusammen. Domestizierte Katzen sind Abkömmlinge von Wüstenbewohnern. Diese beziehen den Großteil ihres Wassers aus der Nahrung, sie haben keinen stark entwickelten Durst. Wenn Trockenfutter gefüttert wird (ein dehydriertes Produkt) enden sie meist chronisch dehydriert und mit einer Anfälligkeit für Nierenerkrankungen, wenn sie älter werden. Ein weiterer Grund, besser Rohkost zu verfüttern!

Unterstützende Pflege

Wenn Sie Ihre Beziehung zu Symptomen verändert haben, hilft es, eine Erste-Hilfe-Tasche zuhause griffbereit zu haben. Nicht jeder ist in der Lage, seinem geliebten Tier beizustehen, während Symptome ausgedrückt werden, selbst wenn dies auf dem Kurs in Richtung Heilung passiert. Sie können sich vorbereiten, da Sie wissen, mit welchen Symptomen Ihr Tier in der Vergangenheit zu kämpfen hatte. Wenn Ihr Hund von Ohreninfektionen geplagt wurde, legen Sie sich ein paar sanfte, lindernde Abhilfemittel zurecht. Wenn Entzündungsherde ein Grund zu Besorgnis waren, suchen Sie sich ein paar natürliche Behandlungsmöglichkeiten aus dem nächsten Kapitel heraus und stellen Sie diese bereit. Katze mit Erbrechen? Haben sie Rotulme zur Hand. Die gravierenden Symptome werden nicht für immer bleiben. Diese unangenehmen Zustände werden über die Zeit immer leichter und schließlich verschwinden. Früher ein nicht mal denkbares Ziel! Es folgen einige Vorschläge, die für kurzfristige Erleichterung sorgen ohne zu unterdrücken. *Halten Sie aber am besten immer Rücksprache mit Ihrem Homöopathen oder Tierarzt, bevor Sie irgendeine Form von Behandlung anwenden.* Meine Quellen sind *The New Natural Cat* von Anitra Frazier, *Natural Health for Dogs & Cats* von Susan und Richard Pitcairn, DVM, und Handouts von Christina Chambreau, DVM.

• • •

Arzneien für Zuhause

Juckreiz: Calendula Lotion, Rescue Tropfen (in Wasser verdünnt und zum Aufsprühen); Gelbwurz Wurzel (Curcuma) für Kompressen bei Entzündungsherde (2 Teelöffel der Tinktur in ein Glas Wasser); Steinölseife für Entzündungsherden (Lassen Sie sie auf dem Entzündungsherd eintrocknen.); Vitamin E Öl; Aloe Vera Gel; Haferbrei-Packungen für

Umschläge; Aveeno Haferseifenbad; Hamamelis; Essig- oder Milchbad; Schwefelsaures Salz oder Backsoda (Natron) Bad; verdünntes Pau D'arco (Lapacho, eine Tinktur, die in Kräutergeschäften gefunden werden kann); Zweitägige Fastenkuren; Kurzschneiden des Fells

· · ·

Innere Ergänzungsmittel, um Juckreiz zu reduzieren: Bierhefe oder einfache Nahrungshefe (1TL bis 3EL, je nach Größe ihres Tieres); Knoblauch (1-5 Knollen pro Tag, jedoch nicht langfristig, da dies toxisch sein kann); Lebertranöl (enthält Vitamin A und D — 1/8TL bis 1TL); Distel- oder Maisöl für Hunde (1TL bis 2EL pro Tag); Olivenöl für Katzen (3/4TL Pro Tag); Vitamin E (30-50I.E. pro Tag für Katzen, 50-400I.E. pro Tag für Hunde oder 20-40 kl. Kapseln Weizenkeimöl pro Tag für beide); Zink (lohnt sich nur bei Malamute und Huskys — 10mg pro Tag); Lecithin (1/3-2/3TL pro Tag); Selen (50µg pro Tag bei Hunden); Derm-Caps oder Opticot II (zu bekommen beim Tierarzt); Kreuzkümmel oder Koriander ins Futter

· · ·

Flöhe: Die beste Abwehr ist ein sehr gesundes Tier. PetGuard Yeast & Garlic Powder (Hefe und Knoblauchpulver), durch das Jahr hindurch verabreicht, kann die Attraktivität Ihres Tieres für Flöhe reduzieren. (http://www.petguard.com/dog-products/ supplements/yeast-and-garlic).
Einige nicht-chemikalische Flohabwehrmittel beinhalten frischen Zitronensaft; verdünnen sie Citronella und Poleiminzöl (nur Hunde); ,Avon's Skin So Soft - Daily flea combing' ist ebenfalls eine gute Option. Schauen Sie sich auch die Naturprodukte in einem Tierladen an. Sind die Parasiten innerlich, behandeln Sie das Haus mit Kieselerde (findet man in der Drogerie) und täglichem Staubsaugen (leeren sie den Staubsaugerbeutel täglich aus). Eine Schüssel mit Seifenwasser und einer darauf gerichteten Lampe, ist in der Lage, Flöhe anzuziehen und zu töten.

. . .

Zusätzliche Ergänzungsmittel für die allgemeine Gesundheit (vor allem, wenn Sie konventionell hergestelltes Futter geben): Standard Process-whole-food-supplements (müssen vom Tierarzt bestellt werden — https://www.standardprocess.com/Veterinary-Formulas#.Vehah3Xd-iu); Vitamin C (Ascorbinsäure Pulver) für jede Art chronischer Krankheit oder während Stress (500-2000mg pro Tag, abhängig von der Größe Ihrer Katze oder Ihres Hundes); Prozyme (Enzymergänzungen, die Ihren Tieren bei der Verdauung von Futter, das seiner natürlichen Enzyme beraubt wurde, helfen — erhältlich beim Tierarzt); Anitras Vita-Mineral-Mix (fertig zusammengestelltes Ergänzungsmittel für Hunde und Katzen, beinhaltet Vitamin B, Calcium, Phosphor, Magnesium, Eisen, Mangan, Methionin und Taurin; zu finden auf der Website von PetGuard's unter http://www.petguard.com/cat-products/supplements)

. . .

Verdauungsstörungen: Aktivkohle bei gestörter Darmtätigkeit durch die Aufnahme von Abfall oder toxischen Mineralien; Kaopectate bei Durchfall (1TL bis 1EL je nach Größe des Tieres), wiederholt alle 4 Std wenn nötig; Rotulme (Kapseln oder Pulver) bei Durchfall und Erbrechen (Kochen sie einen leicht gehäuften Teelöffel des Pulvers mit einer Tasse Wassers auf, während Sie dabei konstant rühren, lassen Sie den Sud für weitere 2 - 3 Minuten unter Rühren köcheln, abkühlen, 1/2TL für Katzen und 1TL-4EL für Hunde, je nach Größe, viermal am Tag).

. . .

Augenreizung: Lebertran-Öl-Tropfen ins Auge; Augentrost (Euphrasia) (kochen Sie 3 Teelöffel in einer Tasse Wasser auf, lassen sie den Sud 3 Minuten köcheln, dann auf Raumtemperatur abkühlen und tropfen sie damit dreimal täglich die Augen); nicht-alkoholische Calendula-Tinktur, 5 Tropfen auf eine halbe Tasse Salzwasser (1/8TL Salz auf eine halbe Tasse

Wasser); andere hilfreiche Tinkturen im gleichen Mischverhältnis sind Kamille, Gelbwurz (Curcuma) und Echinacea .

．． ．

Wunden: Calendula, hergestellt wie unter Augenreizung beschrieben, aber 10 Tropfen auf eine Unze (etwa 30ml) Salzwasser (Achtung: Benutzen sie dies nicht für Einstichstellen, da diese zu schnell heilen und dann Abszesse formen könnten); Vitamin-E Kapseln; Calendula Salbe; Aloe Vera Saft für oberflächliche Kratzer, Verbrennungen, kleinere Entzündungen und Wunden; Gelbwurz (Curcuma) - Pulver oder Salbe bei leicht entzündeten Wunden oder Stichen, um die Infektion herauszuziehen; feuchte Schwarzteebeutel, aufgelegt auf die Entzündung, helfen bei Röte und Hitze.

．． ．

Allgemeine Notfälle, Schock, emotionaler Stress: Rescue Tropfen — geben Sie 2 - 3 Tropfen in eine Wasserschale und füllen Sie Wasser auf (stellen Sie außerdem reines Wasser bereit); andere Bachblüten für emotionale Aufruhr.

．． ．

Bei Notfällen wie unkontrollierten Blutungen oder Atemstörungen fahren Sie bitte in die nächste Tierarztklinik. Versuchen Sie nicht, solche Notfälle selbst zu behandeln. In einigen Fällen kann das passende homöopathische Mittel die schwersten Symptome mildern, aber warten Sie nicht zu Hause ab. Wenn Sie sich der Arznei sicher sind, geben Sie diese *auf dem Weg* in die Klinik.

．． ．

Diese unterstützenden Maßnahmen können dabei helfen, Ihr Tier zu beruhigen und zu trösten, wenn die alten Symptome zurückkehren und noch einmal durchlebt werden. Sie können außerdem bei älteren Tieren von Nutzen sein, die am Ende ihrer Lebenszeit angelangt sind. Manche Patienten werden zu mir gebracht, wenn alles andere schon probiert wurde und sie immer noch krank sind. Oft haben diese Tiere keine Energie mehr übrig, um auf eine Behandlung zu reagieren. Das Beste was wir tun können, ist, ihnen die letzten Tage zu erleichtern.

Was passiert am Lebensende? Unheilbar kranke Patienten

Dieses besondere Szenario muss mit derselben individualisieren Aufmerksamkeit betrachtet werden wie alle anderen Fälle in diesem Buch. Was das Ende des Lebens verwirrender und komplizierter gestaltet, ist die Möglichkeit auf Euthanasie unsere animalischen Patienten. Euthanasie bietet einen tolerierten Weg, das „Ende des Leidens" zeitlich zu bestimmen, für das Tier als auch die Menschen, die es lieben. Wenn die „Lebensqualität" für unter einem akzeptablen Niveau liegend gehalten wird, sieht es unsere Gesellschaft als wünschenswert, dieses Leben mit einer Injektion beenden zu dürfen.

Schwer kranke Tiere sehen anders aus, agieren und fühlen anders als solche, denen es gut geht. Der Unterschied wird oft als leidend bezeichnet. Das Tier (nicht-human oder human), das dem Ende seines Lebens nahe kommt, verliert den Appetit, scheint Übelkeit zu verspüren, wenn Nahrung angeboten wird, angezeigt durch Zwinkern oder das Wegdrehen des Kopfes, das Lecken der Lippen und manchmal sogar ein Lippenzusammenpressen und Würgen. Die komplette Abwesenheit von Appetit kann für den Klienten sehr belastend sein. Es wird als „Aufgeben" gewertet, als Zug des Verschwindens. Als liebende Halter fühlen wir Verzweiflung, sind verletzt und sogar beleidigt, wenn wir akzeptieren müssen, dass dies der Beginn des Niedergangs ist, der unausweichlich zur endgültigen Trennung führen wird. An diesem Punkt wählen viele Klienten die Zwangsfütterung, manche lassen sogar operativ einen Kanal in den Magen des Tieres legen. Solche Maßnahmen werden das Leben sicherlich verlängern und es mag bei jungen Tieren mit einer behandelbaren Krankheit eine gute Wahl sein. Man gewinnt Zeit. Aber einem alternden Tier, das nicht länger Verlangen nach Nahrung verspürt, diese in den Körper zu zwingen, wird das Leiden verstärken.

Nachdem der Appetit verloren ist, wird das Tier schließlich Gewicht verlieren und schwächer werden, oft verschwindet dann auch der Durst. Menschliche Patienten in Hospizen beschreiben die natürliche Dehydration als angenehmer als die künstliche Hydration, wenn sie nicht länger den Wunsch zu trinken verspüren. Dann werden physische Veränderungen offensichtlich, wie fortschreitende Abmagerung mit Verlust der Muskeln und Schwäche. Ganz zufällig werden Tiere oft einen ruhigen Platz finden, „aus dem Weg sein", für den Rest dieser Zeit. Ihre Bedürfnisse sinken auf ein Minimum, da sie nur noch selten urinieren oder defäkieren müssen und sie die meiste Zeit über ruhen, schlafen und träumen. Wenn nicht mehr getrunken wird, ist das Ende meist nur noch einige Tage entfernt.

Während dieses gesamten Prozesses können homöopathische Arzneien das aufkommende Unwohlsein wie Übelkeit, Ruhelosigkeit, Ängstlichkeit oder angespannte Verwirrung abmildern. Bleiben Sie in enger Verbindung mit Ihrem Homöopathen, da er Interventionen vorschlagen kann, wenn diese erwünscht sind, und stellen Sie sicher, dass Ihr Tier während dieser letzten Zeit seines Lebens nicht leidet. Obwohl ich nur selten die Notwendigkeit für Arzneien bei Patienten im Sterbeprozess gesehen habe, so wäre es doch in Betracht zu ziehen, die folgenden Arzneien zur Hand zu haben, um mögliches Unwohlsein oder Stress zu lindern. [Quelle: Persönliche Erfahrung und Herings *Materia Medica*.]

· · ·

Apis: Der Patient ist im Delirium oder nur halb bewusst, während er schreit und heult. Verschlimmert wird dies durch Hitze oder Berührung. Es gibt heiße, rötlichblaue Schwellungen, die Symptome kommen mit großer Geschwindigkeit und Heftigkeit. Symptome tendieren dazu, rechtsseitig aufzutauchen. Kalte Anwendung bringen Linderung. Die eine Seite des Körpers zuckt, während die andere bewegungslos ist und es herrscht große Schwäche.

Arsenicum: Der Patient ist sehr ruhelos, nicht in der Lage sich hinzulegen oder zu schlafen. Ängstlichkeit überwiegt zusammen mit dem Wunsch nach Gesellschaft, was sich daran zeigt, dass eine große Anhängigkeit zum Klienten besteht, oder, wenn der Patient unfähig ist aufzustehen, schreit er, wenn er alleine gelassen wird. Alle Symptome verschlimmern sich um Mitternacht und Furcht kann plötzlich aufflackern, vor allem während der Nacht. Es kommt zu Erbrechen und Durchfall und der Kot riecht sehr stark. Der Patient ist durstig, trinkt aber nur von Zeit zu Zeit kleine Schlucke, die alsbald erbrochen werden. Es herrscht große Schwäche und Abmagerung.

Carbo-vegetabilis: Benommenheit und Kollaps, oder Verwirrung. Zittern vor Ängstlichkeit, leichtes Erschrecken. Der Kopf ist schmerzhaft empfindlich gegenüber Druck, die Augen stumpf und lustlos. Hämorrhagien aus Augen, Nase oder Anus. Mund und Atem sind kalt. Häufiges leeres Aufstoßen (Rülpsen). Übelkeit verursacht durch Essen oder Sonne auf dem Kopf. Erbrechen von Blut. Abdominale Krämpfe mit großer Ansammlung von Gasen machen den Magen angespannt und voll. Lautes Rumpeln, mit viel stinkendem Flatus. Kurzatmigkeit mit Verlangen, Luft zugefächelt zu bekommen. Erschöpft nach der geringsten Anstrengung.

Opium: Der Patient ist durcheinander, wenn nicht komplett bewusstlos. Glasige Augen mit Benommenheit. Flatulenzen, Kolik und Krämpfe der Gedärme mit großen Schmerzen. Unwillkürlicher Stuhlgang, besonders nach Schreck. Erschrecken durch das kleinste Geräusch. Zuckungen. Kalte, steife Extremitäten. Trockene Schleimhäute aber heiße, feuchte Haut.

Veratrum album: Der Patient hat eingesunkene Augen und ist im Delirium, mit heftigen Ausbrüchen und um sich schlagend. Ohnmachtsanfälle, durch Schreck oder von der kleinsten Anstrengung. Können es nicht vertragen, allein gelassen zu werden. Erbrechen und Würgen, oder Konstipation mit großem hartem Stuhl. Enorme Erschöpfung mit Durst, schnelles Abnehmen der Lebenskraft. Konvulsionen. Patient ist sehr frostig und kann eine blau geäderte Haut haben.

• • •

Es ist möglich, einen friedvollen Tod zuhause, ohne Maschinen, zu erleben. Manche der ergreifendsten Erfahrungen in meiner Praxis waren mit

Patienten während ihrer letzten Stunden. Das gemeinsame Merkmal dieser Erfahrungen war die enge Verbindung zwischen dem sterbenden Tier und seinem Halter. Wenn die Zeit naht, schläft der Patient meist viele Stunden am Tag. Dann wacht er von Zeit zu Zeit auf und sucht Gesellschaft, aber nicht immer. Manche mögen es, gehalten zu werden, aber gemeinhin ziehen sie einen weichen, warmen Platz, abgelegen von der häuslichen Aktivität vor. Sie haben keinen Durst oder Appetit (obwohl von Zeit zu Zeit Futter oder Wasser angeboten wird, um sicher zu sein). Ihre Körper scheinen zu schrumpfen und sie verschließen sich in sich selbst. Das ist nicht einfach für die geliebten Menschen des Patienten, aber wenn sie akzeptiert haben, dass das Ende nahe ist, vertieft sich oft die spirituelle Verbindung zu ihrem Tier während der letzten Tage. Selbst wenn die Erdenverbindung bricht, bleibt doch etwas ununterbrochen im Austausch, während das sanfte, friedvolle Vorrübergehen eines gelebten Lebens vollzogen wird.

Euthanasie

Bevor ich zur Homöopathie kam, führte ich viele Euthanasien durch und fand es überwältigend, dass die Art von Erleichterung des Leidens mehr mit dem Klienten zu tun hatte als mit dem Tier. Dies kann daran liegen, dass meine Optionen zur Erleichterung des Leidens als Tierärztin auf die allopathischen Modelle beschränkt waren, die sich meist aus Schmerzmittel mit schweren, geistig betäubenden Nebenwirkungen zusammensetzen. Wenn ich also mit der Wahl konfrontiert wurde, ein ansonsten ängstliches, ruheloses und wahrscheinlich sehr viel Schmerzen leidendes Tier oder einen halb komatösen, ruhiggestellten Körper in der Ecke liegen zu sehen, welche mitfühlende Seele hätte nicht das Beenden des geliebten Lebens gewählt? Unsere Tiere sind nicht mit einem vorfabrizierten Bild von „einem guten Tod" belastet. Sie sehen einfach, was jetzt gerade ist, was jetzt gerade passiert und was sie jetzt gerade im Moment fühlen. Wenn wir es Ihnen angenehm machen können, müssen wir uns nicht über einen guten Tod sorgen. Seien Sie bei ihnen und erfüllen Sie ihre Bedürfnisse, genauso wie Sie es ihr Leben über getan haben.

Unheilbar kranke Patienten haben andere Bedürfnisse als chronisch kranke Patienten. Sterbende Patienten suchen oft eher nach einem weichen, warmen Platz zum Schlafen als nach Wasser oder Futter, und bitten manchmal um Gesellschaft und einer sanften, respektvollen Aufmerksamkeit für ihre Körperhygiene. Manche von uns ziehen es vor, ihre sterbenden Tiere zu Hause zu behalten, ihnen mit Arzneien und Pflege zur Seite zu stehen, während andere Halter Panik bekommen und fürchterlich leiden. Sie müssen tun, was sich für Sie richtig anfühlt und was Sie für das Beste für Ihr Tier erhalten. Nochmals, enge Kommunikation mit ihrem Tierarzt oder Homöopathen ist ein Muss. Überdenken Sie diese Frage öfter, was wollen sie tun, wenn...? Seien Sie ausgestattet mit Arzneien für den Sterbeprozess und zögern Sie nicht, Ihr Tier in die Klinik zu bringen, wenn es das Beste scheint. Sie mögen herausfinden, so wie ich es tat, dass Patienten, die mit Homöopathie behandelt wurden, den Sterbeprozess schneller und sanfter durchschreiten als Patienten, die ihr Leben hindurch unterdrückende Medikation erhielten.

• • •

Sadie, eine Geschichte vom Ende eines Lebens

Mit ihren 20 Jahren immer noch rüstig und agil und sehr geliebt, bekam Sadie eine Schilddrüsenüberfunktion. Sie heulte in der Nacht, war verwirrt und wecke des Öfteren den ganzen Haushalt. Ihre Halter wollten sie nicht in Isolation geben, um in der Klinik ihre Schilddrüse mit Bestrahlung behandeln zu lassen, ebenso wenig wollten sie sie auf eine tägliche Medikation mit unerwünschten Nebenwirkungen für ihr restliches Leben setzen. Stattdessen wollten sie wissen, was Homöopathie tun kann. Die Behandlung mit ihrem Mittel half Sadie, sich zu entspannen, nahm ihr die Verwirrung und ließ sie nachts wieder gut schlafen. Ihr Durchfall, der sie die letzten fünf Monate geplagt hatte, verschwand. Sadie genoss so ein weiteres Jahr ihres Lebens mit nichts außer der gelegentlich verabreichten, homöopathischen Arznei, danach starb sie friedlich in den Armen ihrer geliebten Menschen. Kurz vor ihrem Tod streckte Sadie eine Pfote aus und zog die Hand Ihres Halters nahe an ihre Wange.

Ein ganzes Katzenleben mit Homöopathie

Mame litt unter chronischen Durchfall, seitdem sie acht Monate alt war. Eine Arznei ließ den Durchfall aufhören und ihre Halterin fuhr mit der homöopathischen Behandlung über die folgenden Jahre fort. Die gleiche Arznei, unregelmäßig gegeben, half Mame bei kleineren Beschwerden, als sie älter wurde, wie Augenausfluss, schlechtem Atem oder Erbrechen. Mit ihren 15 Jahren geht es ihr bestens, ihre letzte Arzneimittel Gabe liegt acht Monate zurück.

Zusammenfassung und Lebewohl

Ich hoffe, dass dieses Buch ihr Interesse an der wunderbaren Heilmethode der Homöopathie geweckt hat. Unsere Tiere brauchen uns. Ihre Lebenskraft ist fähig zu heilen, aber sie brauchen eine Medizin, die diese Selbstheilungskräfte mit einbezieht, anstatt sie zu unterdrücken. Wenn Ihnen einmal die Augen geöffnet wurden und den Unterschied zwischen Unterdrückung, Palliation und Heilung gesehen haben, so hoffe ich, dass Sie beginnen, Ihre Kenntnisse mit Ihrer Familie und Ihren Freunden zu teilen. Je mehr von uns von der Natur wahrer Heilung lernen, desto eher werden sich Krankenhäuser und medizinische Schulen ändern. Unsere Ärzte und Tierärzte werden beginnen im besten Sinne des Wortes zu heilen — werden mit dem Körperwissen von Heilung und Krankheit zusammenarbeiten und so unsere modernen Medizinsysteme transformieren. Und Sie machen den Anfang!

• • •

Kapitel 10 - Quellverweise

1. "Contents." *Vaccine Talk*. N.p., n.d. Web. 5 Sept. 2015.
   <http://vaccine.elehost.com/contents.htm>.
2. Fisher, S. G., L. Weber, and M. Carbone. "Cancer Risk Associated with
   Simian Virus 40 Contaminated Polio Vaccine." *PubMed.gov*. Cancer
   Cause and Prevention Program, n.d. Web. 5 Sept. 2015.
   <http://www.ncbi.nlm.nih.gov/pubmed/10472327>.

Referenzen

· · ·

Allgemeine Homöopathische Schriften

Close S. *The Genius of Homoeopathy*. New Delhi, India: B. Jain Publishers; 1997.

Dooley TR. *Homeopathy: Beyond Flat Earth Medicine*. San Diego, CA: Timing Publication; 2002.

Dhawale LD. *Principles & Practice of Homoeopathy*. Bombay, India: S.Y. Chougule; 1994.

Farrington H. *Homoeopathy and Homoeopathic Prescribing*. New Delhi, India: B. Jain Publishers; 2001.

Gypser KH. *Kent's Minor Writings on Homoeopathy*. New Delhi, India: B. Jain Publishers; 1988.

Hahnemann S. *The Chronic Diseases: Their Peculiar Nature and Their Homoeopathic Cure*. Vol.1. Dresden and Leipzig, Germany: Arnold; 1828. [further reading on Hahnemann's theory of chronic diseases]

Hahnemann, Samuel *Organon der Heilkunst* / bearn., hrsg. Und mit einem Vorw. vers. von Josef M. Schmidt. – Textkritische Ausg. Der von Samuel Hahnemann für die 6. Aufl. vorges. Fassung. – Heidelberg; Haug, 1992

Henriques N. Crossroads to Cure: *The Homoeopath's Guide to Second Prescription*. St. Helena, CA: Totality Press; 1998.

Henriques N. *Release the Vital Force: The Exact Science and Art of Homeopathic Patient Examination*. Napa Valley, CA: BookSurge; 2009.

Kent J. *Lectures on Homeopathic Philosophy*. Berkeley, CA: North Atlantic Books; 1979.

Roberts HA. *The Principles and Art of Cure by Homeopathy*. New Delhi, India: B. Jain Publishers; 1999.

Saxton, John and Peter Gregory. *Textbook of Veterinary Homeopathy*. Beaconsfield, UK: Beaconsfield Publishers, Ltd.; 2005.

Sherwood WW. *Kent's New Remedies, Clinical Cases, Lesser Writings, Aphorisms and Precepts*. New Delhi, India: B. Jain Publishers; 1921(reprint 1994).

Vithoulkas G. *The Science of Homeopathy*. New York, NY: Grove Press; 1980.

Yasgur J. *Yasgur's Homeopathic Dictionary*. Greenville, PA: Van Hoy Publishers; 1998.

• • •

Repertorien

Boger CM. *Boenninghausen's Characteristics Materia Medica & Repertory*. Paharganj, New Delhi, India: B. Jain Publishers; 2003.

Kent JT. *Repertory of the Homoeopathic Materia Medica*. New Delhi, India: B. Jain Publishers; 1990.

Künzli J. *Kent's Repertorium Generale*. Berg am Starnberger, Germany: Barthel & Barthel Publishing; 1987.

Pitcairn R and Jensen W. Das grosse Repertorium der Tierheilkunde. Kandern, Germany: Narayana Verlag; 2014.

Schroyens F. *Repertorium Homeopathicum Syntheticum* [edition 5.2]. New Delhi, India: B. Jain Publishers; 1993.

Zandvoort R. *Complete Repertory* from *MacRepertory.* [computer program] Version 4.5. San Rafael, CA: Synergy Homeopathic Software (formerly Kent Homeopathic Associates)

· · ·

Materia Medica

Allen TF. *The Encyclopedia of Pure Materia Medica: A Record of the Positive Effects of Drugs Upon the Healthy Human Organism.* New Delhi, India: B. Jain Publishers; 1982.

Boericke W. *Materia Medica with Repertory.* Santa Rosa, CA: Boericke & Tafel, Inc.; 1927.

Clarke JH. *Dictionary of Practical Materia Medica.* New Delhi, India: B. Jain Publishers; 1984.

Hahnemann S. *Materia Medica Pura.* New Delhi, India: B. Jain Publishers; 2002.

Hering C. *The Guiding Symptoms of Our Materia Medica.* Volumes [1-10]. Paharganj, New Delhi, India: B. Jain Publishers; 1995.

Kent J. *Lectures on Materia Medica.* New Delhi, India: B. Jain Publishers; 1993.

Lippe A. *Keynotes and Red Line Symptoms of the Materia Medica.* Paharganj, New Delhi, India: B. Jain Publishers; 1993.

Morrison R. *Desktop Guide to Keynotes and Confirmatory Symptoms*. Albany, CA: Hahnemann Clinic Publishing; 1993.

Vermeulen F. *Concordant Materia Medica*. Haarlem, The Netherlands: Emyrss Publishers; 1997.

Vermeulen F. *Synoptic Key* from *MacRepertory*. [computer program]. Version 3.9.7. San Rafael, CA: Kent Homeopathic Associates.

· · ·

Richtlinien für eine Natürliche Tierhaltung

Frazier A and Eckroate N. *The Natural Cat: The Comprehensive Guide to Optimum Care*. London, England: Penguin Books; 2008.

Hamilton D. *Homeopathic Care for Cats and Dogs: Small Doses for Small Animals*. Berkeley, CA: North Atlantic Books; 1999.

Pitcairn R and Pitcairn SH. Dr. Pitcairn's Complete Guide to Natural Health for Dogs & Cats. Emmaus, PA: Rodale Press, Inc.; 2005.

· · ·

Homöopathie bei Erster Hilfe
(Wie im Kapitel 'Was heilt Homöopathie' verwiesen.)

Gilberd M. *Natural Remedies for Animal First Aid: With Full Animal herbal (Natural Remedies for Animals Series)*. CreateSpace Independent Publishing Platform; 2013.

Walker K. *Homeopathic First Aid for Animals: Tales and Techniques from a Country Practitioner*. Rochester, VT: Healing Arts Press; 1998.

. . .

Geschichte der Homöopathie

Coulter HL. *Divided Legacy: The Conflict Between Homoeopathy and the American Medical Association.* Berkeley, CA: North Atlantic Books; 1982.

Winston J. *The Faces of Homœopathy an Illustrated History of the First 200 Years.* Tawa, Wellington, New Zealand: Great Auk Publishing; 1999.

. . .

Computer Software

Synergy Homeopathic (software company, formerly Kent Homeopathic) http://www.synergyhomeopathic.com/

Whole Health Now (homeopathic software, books, lectures) http://www.wholehealthnow.com/

. . .

Händische Repertorisationsgraphik

http://homepage.isomedia.com/~homtut/Documents/RepSht1 .pdf (Zusammengefasste Version)

http://homepage.isomedia.com/~homtut/Documents/RepSht2 .pdf (ausführlichere zweiseitige Version)

Ein (unvollständiges) Beispiel einer Repertorisation mit der Hand:

	Rubrik 1	Rubrik 2	Rubrik 3	Rubrik 4	Gesamt
acon.					
agar.					
alumn.					
anac.					
ant-c.					
ant-t.					
apis					
arg-n.....					

• • •

Impfung

Coulter HL and Fisher B. *A Shot in the Dark: Why the P in the DPT Vaccination May Be Hazardous to Your Child's Health*. New York, NY: Penguin Group; 1991.

Miller NZ. *Vaccines: Are They Really Safe and Effective?* Santa Fe, NM: New Atlantean Press; 2008.

National Vaccine Information Center. http://www.nvic.org/

Neustaedter R. *The Immunization Decision: A Guide for Parents*. Berkeley, CA: North Atlantic Books; 1990.

· · ·

Organisationen

Academy of Veterinary Homeopathy (standards of homeopathic practice, referral listing of homeopathic veterinarians) http://theavh.org/

Animal Natural Health Center (referral listing of homeopathic veterinarians; advanced education for homeopathic veterinarians; books; lectures on tape) http://www.drpitcairn.com/

National Center for Homeopathy (publishes *Homeopathy Today*, which discusses legislative issues, clinical cases, and educational opportunities; also publishes a directory of homeopathic practitioners for humans and animals) http://www.nationalcenterforhomeopathy.org/

Pitcairn Institute of Veterinary Homeopathy (teaches the Professional Course in Veterinary Homeopathy for veterinarians) http://pivh.org/

· · ·

Equine Natürliche Pflege

Dr. Joyce Harmany at http://harmanyequine.com/

· · ·

Patientenerklärung
(Abgeleitet vom Formular, das vom Animal Natural Health Center zur Verfügung gestellt wird)

Ich fühle mich geehrt, dass Sie willens sind, mir die Pflege Ihres Tieres anzuvertrauen. Wie Ihnen wahrscheinlich bereits bewusst ist, ist meine Praxis keine gewöhnliche. Ich biete Konsultationen in Verbindung mit dem

Einsatz homöopathische Arzneien und Nahrungsergänzungsmittel (in Form von Rohkostdiäten, Vitaminen, Mineralien und anderen Nahrungskonzentraten an). Ich habe diese Form der Therapiemethode gewählt, weil ich sie für den effektivsten Weg im Umgang mit der weiten Vielfalt von Gesundheitsproblemen in der Tierwelt halte. Meiner Meinung nach sind Homöopathie und Ernährungstherapie dazu in der Lage, dasselbe Ausmaß an Problemen zu behandeln, die konventionell mit Drogen therapiert werden. Außerdem ist es meine Erfahrung, dass dies ein sehr erfolgreicher Ansatz ist — den ich studiert habe und seit 1994 anwende.

Allerdings kann nicht jedes Problem erfolgreich behoben werden. Manchmal ist die Krankheit zu fortgeschritten für unsere Methoden. Zu einem anderen Zeitpunkt habe ich vielleicht nicht die nötigen Kenntnisse und Erfahrung. Gelegentlich versagen meine Methoden, trotz bester Bemühungen. Ich sage dies nicht, um Sie zu entmutigen, sondern um ehrlich meine homöopathischen Fähigkeiten und Beschränkungen zu kommunizieren.

Es ist wichtig, dass wir zusammenarbeiten. Ebenso, dass Ihnen bewusst ist, dass ich die oben genannten und keine weiteren Behandlungsmethoden bei Ihrem Tier anwende, ungeachtet der Natur des Problems ihres Tieres und trotz diverser Diagnose oder Prognosen, die Sie von anderen Tierärzten bekommen haben mögen. Wenn Sie entscheiden, dass Sie eine konventionelle medikamentöse Therapie oder Operation benötigen, werde ich Sie in eine andere Praxis überweisen, statt diese selbst zu übernehmen.

Wenn das hier präsentierte für Sie akzeptabel ist und dem entspricht, was Sie sich für Ihr Tier wünschen, unterzeichnen Sie bitte die Einwilligungserklärung unten. Vielen Dank!

Erklärung zur Einwilligung:

Ich habe die obige Erklärung zur Anwendung der Art von Behandlung von [Name der/s Veterinärhomöopathen/in] gelesen. Ich stimme zu, dass ich dies für mein Tier möchte. Ich bestätige weiterhin, dass ich keine andere Art von Behandlung als die hier beschriebene erwarte.

Unterschrift: [Unterschrift des Klienten]

Index

Fälle

Kaufen Sie andere Black Rose Writing Titel unter

www.blackrosewriting.com/books

Und Promo-Code PRINT um 20% Rabatt zu erhalten.

BLACK❀ROSE
writing™

www.ingramcontent.com/pod-product-compliance
Lightning Source LLC
Chambersburg PA
CBHW060315030426
42336CB00011B/1062